しょうがおろしカッティングボード付

酵素たっぷり
美肌シェイク *juice*

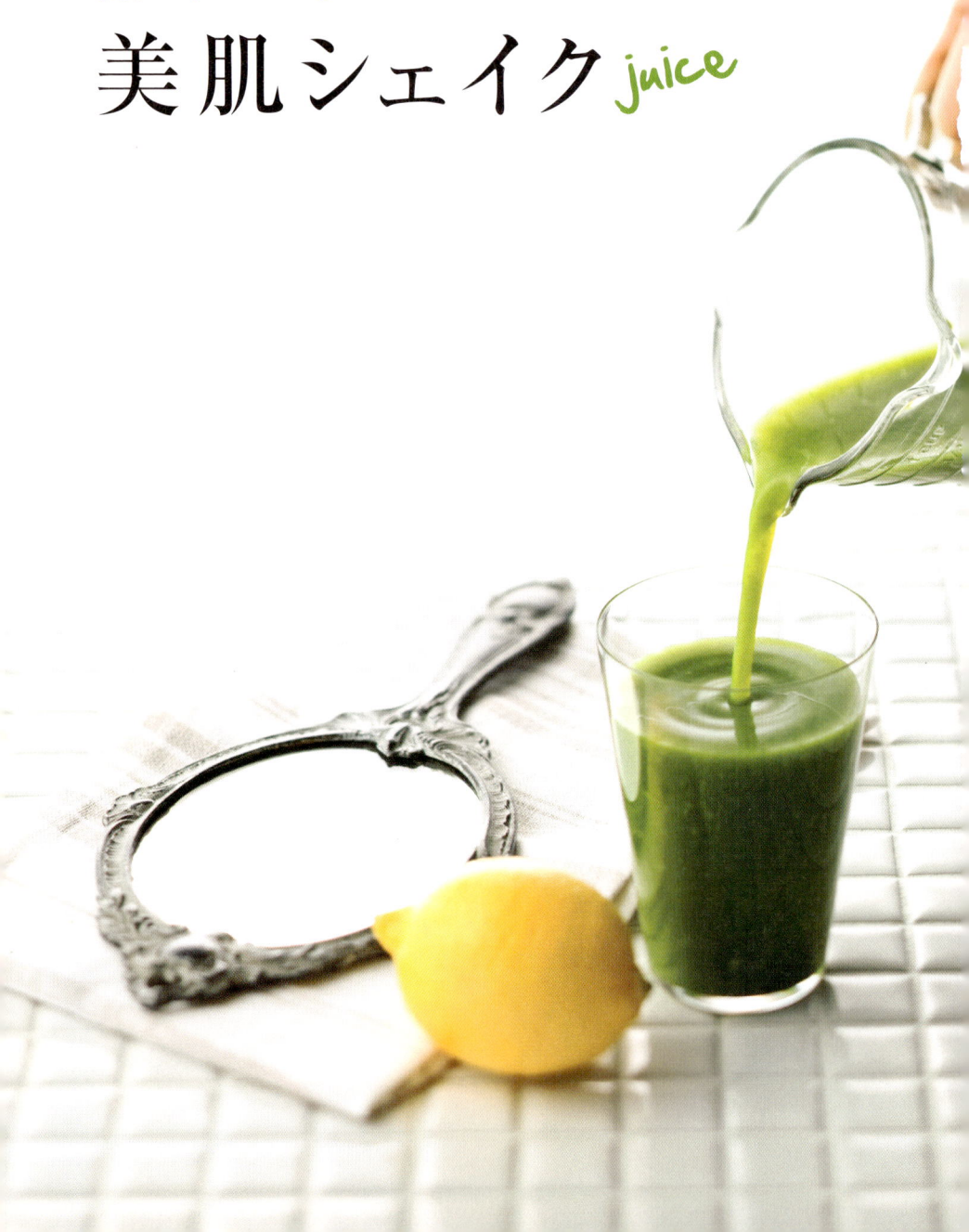

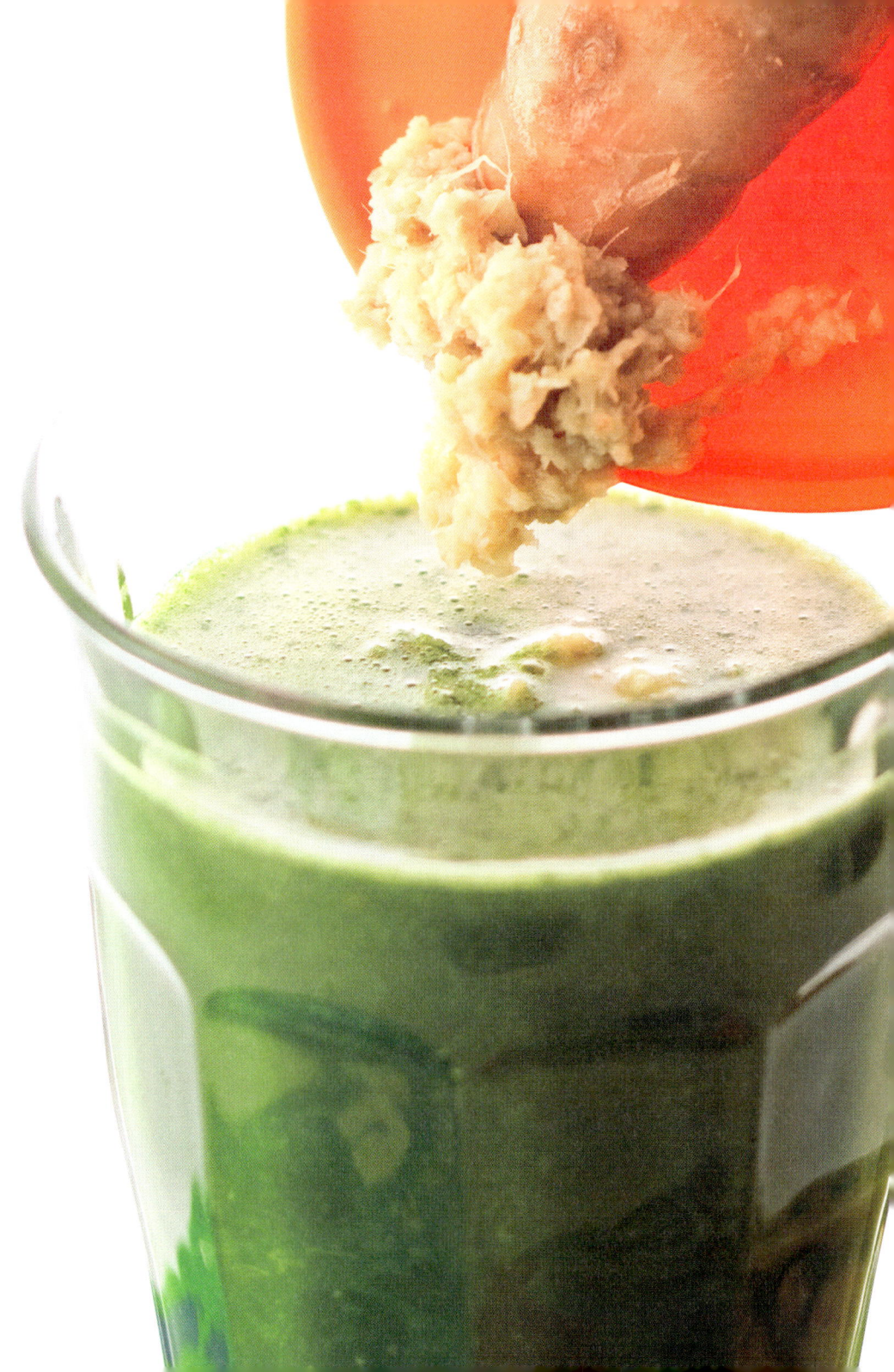

> 肌は健康のバロメーター。
> 美肌シェイクで活性酸素を撃退！

ginger and enzyme

　私は男だから、当然化粧をすることはありませんが、年とともに皮膚のたるみやシミ、シワは気になります。それでも私のシミ、シワは、60歳代半ばの老人としては少ないかな？と自負しています。皮膚が気になるのは、何と言っても皮膚の状態が「健康のバロメーター」だからです。がんも高血圧も糖尿病も膠原病も、皮膚の衰え、シミ、シワ、肩こり、腰痛などのすべて慢性と言われる病気や症状は活性酸素が原因と言われています。人間も毎日生きている限り、少しずつサビつき、酸化（腐敗）していきます。その酸化を起こす物質こそ、活性酸素です。皮膚に活性酸素が現れると、皮膚毒のリポフスチンという毒物が出て円形の黒いシミを作ります。また、活性酸素の多い皮膚になるとコラーゲンが失われ、シワが増えます。みずみずしさがなくなり、皮膚が衰えていくのです。これは、皮膚だけに限ったことではなく、内臓も骨も胃も腸も、すべてに酸化が始まっていることになります。特に女性はいくら化粧をしても内側からの酸化が強ければ、ごまかせなくなります。だからこそ、内側から抗酸化をし、みずみずしい健康な皮膚を手に入れてほしいと思います。その時の化粧のノリはただ事ではありません。皆さんが美しい肌を手に入れることを願っています。

　　　　　　　　　鶴見クリニック院長　鶴見隆史

美肌シェイク専用!
しょうがおろしカッティングボード
こだわりポイント!

これさえあれば酵素倍増！しょうがを すりおろしてシェイクにプラス！

プルプル美肌を手に入れるなら、生の野菜と果物を搾った酵素たっぷりシェイクを飲むのが効果的。そして、さらなる効果を得たいときは、すりおろししょうがをプラスして！ しょうがおろしカッティングボードのおろし刃の部分で、しょうがを皮ごとすりおろせば、酵素は倍増！ 辛味成分ジンゲロンなどの強力な抗酸化作用が、新陳代謝をさらに促し、潤い美肌に導きます。

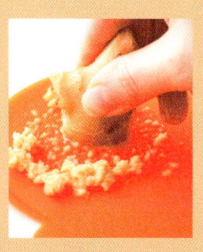

おろし刃
スムーズに細かくおろせる配列の刃。お手入れも簡単なピラミッド型。

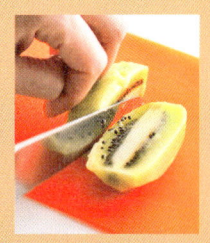

まな板
安定感のある厚みで切りやすい。小さめのフルーツや野菜のカットに。

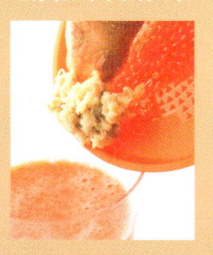

こぼれストップガード
すりおろしたものがこぼれないようにストッパーとなるガード機能。

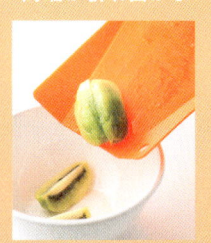

両端が折れ曲がる
カットした食材をこぼさずに投入！折り曲げて片手で持つこともできる！

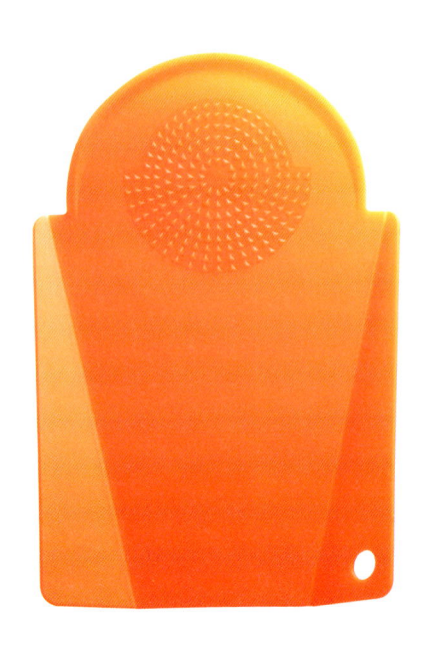

ご使用前に必ずお読みください

【ご使用上の注意】
●切るときに力が入るとカッティングボードの表面が傷つくことがあります。折り目は特に切断しやすいので気をつけてください。 ●食材をおろす際はおろし金部分でケガをしないよう気をつけてください。 ●おろし金は樹脂製となっておりますので使っているうちに磨耗し、削りにくくなることがあります。 ●幼児の手の届かないところに保管してください。 ●火の近くに置いたり、使ったりしないようにご注意ください。 ●たわしや磨き粉でこすると傷つくことがあります。 ●カッティングボードの上に熱い鍋などをのせないでください。

【お手入れ方法】
●お手入れをきちんと行い、清潔に保つことで長く使えます！ ●ご使用前にカッティングボード全体を水で濡らしておくと汚れがつきにくくなります。 ●使った後はすぐに食器用洗剤で洗って乾かしましょう。洗わずに放置すると変色する可能性があります。 ●汚れやにおいがついたら塩素系食器用漂白剤で消毒してください。 ●煮沸消毒は変形することがありますのでおやめください。 ●食器洗浄機や食器乾燥機のご使用はおやめください。

【保証とアフターサービス】
品質には万全を期していますが、万一不具合が生じた際には、コールセンターにお問い合わせください。保証期間内に、正しいご使用で交換が必要と認められる場合には、無償で交換させていただきます。保証期間は、ご購入より6カ月間です。また、本体は『しょうがおろしカッティングボード付 酵素たっぷり美肌シェイクjuice』のオリジナル特典ですので、一般に販売されておりません。以下に該当する場合は、無償交換の対象外となります。
●誤使用による損傷、破損 ●落としたり、ぶつけたりなど、不適切な扱いによる損傷、破損 ●経年変化による劣化 ●天災など不可抗力による損傷、破損 ●購入日が確認できる販売店発行のレシートがない場合

【本体情報】
材質 ポリプロピレン／耐熱温度 100℃／サイズ 約130×190×5mm
※厚生労働省食品衛生法に基づく登録検査適合商品

【本体に関するお問い合わせ先】
㈱ザ・プロデュース（コールセンター）
☎ 0120-765-019
管理No. P019-0141
受付時間 10:00〜17:00（土・日・祝日を除く）

おろししょうが＋酵素たっぷり 美肌シェイクが 美容＆ダイエットに効くワケ

フレッシュな野菜や果物には、食物酵素がたっぷりと含まれています。その酵素を効果的にとることができるのが、美肌シェイク。そこに美肌やアンチエイジング効果のあるおろししょうがを加えることで効果倍増！

消化がよく、酵素力アップ！

ビタミン、ミネラル、フィトケミカルに次いで「第9の栄養素」と呼ばれる酵素。この酵素とは、たんぱく質といる殻に包まれ、人の体の中に必ず存在する生命力で、生きていくために欠かせない栄養素です。体外から摂取できる食物酵素は、生の野菜や果物、生の肉や魚などにしか存在しないので、加熱せずに生の状態のまま取り入れるのが大切なポイント。一番のおすすめは、消化がよく、酵素の

多い生の果物と野菜を低速圧搾ジューサーで搾るか、すりおろすこと。こうすることで、細胞膜が破られて、中にある大量な栄養と酵素が活性化され、酵素力がアップするのです。本書で紹介する美肌シェイクは、低速圧搾ジューサーでフレッシュな野菜や果物を搾ることを基本とし、おろししょうがを加えることで、酵素力が倍増すること間違いなし！ 毎朝の習慣にしていきましょう。

血流がよくなり、代謝が上がる!

代謝を上げるためには、口に入った食べ物をスムーズに消化して栄養素の吸収を高めるのが最大のポイント。おろししょうがを加えた美肌シェイクは酵素がたっぷり含まれるから、スムーズに栄養素を燃やしてエネルギーに変えることができ、消費する働きが活発になります。そのためにも、毎日毎食のたっぷりの酵素食が大切。特に朝は即効性のある栄養補給によって、活動がはじまるため、美肌シェイクで一日をイキイキ過ごしましょう。効率的に代謝を上げることができ、食べても太りにくい体になるばかりか、血流もよくなるため、ピチピチ美肌も手に入れられます。

ginger and enzyme

活性酸素をやっつけて、潤い美肌!

活性酸素は、体内に入った空気中の酸素が、不規則な生活や紫外線、たばこの吸い過ぎなどにより変化した物質。この活性酸素が体内に増えると、たちまち、体内の脂質は酸化し、シミやシワ、くすみなどを引き起こします。そのままにしておくと老化がどんどん進み、がんなどの病気を引き起こす危険性もあるので要注意。おろししょうがを加えた美肌シェイクはたっぷりの酵素だけでなく、美肌に欠かせないビタミンやミネラルのほか、抗酸化作用を持つポリフェノールやイソフラボンなどの色素、辛味成分のフィトケミカルも補給できるうえ、酵素の働きが加わってさらに効果が倍増。シミ、くすみの大敵、活性酸素をやっつけてツヤツヤの肌を実現してくれます。

飲む直前に加えて酵素激増！
おろししょうが＋酵素たっぷり
美肌シェイク

フレッシュな果物や野菜を搾った生ジュースは、ビタミン、ミネラル、フィトケミカル、酵素がたっぷりだから、美肌には欠かせません。そして、おろししょうがを最後にプラスすることで、美肌力が倍増するのです。

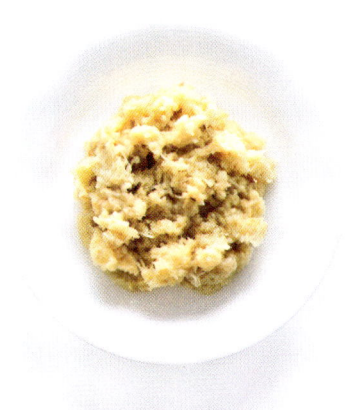

おろししょうがをすりおろす効用

　本書で紹介している美肌シェイクは、飲む直前に皮つきのしょうがをすりおろして加え、よく混ぜ合わせて飲むのが特徴です。酵素や他の栄養素は皮の近くに一番多く存在するため、皮はむかず、すりおろすことがポイント。しょうがの細胞膜が壊れ、莫大に酵素が増えて活性化します。すなわち、しょうがの数々の薬効成分が活性化して体内に吸収されやすくなるということ。また、しょうがには血行促進と強力な抗酸化作用があるので、新陳代謝が活発になり、肌細胞が活性化されます。美肌に必要な酸素や栄養素が十分に行き渡るうえ、老廃物の排出も盛んになり、シミや吹き出物も改善する効果も期待できます。酵素は酸化しやすいので、飲む直前にすりおろすことがもっとも効果的なのです。

しょうがのスキンケア&ダイエット効果

発汗作用

しょうがの辛味成分「ジンゲロン」には、代謝を上げ、発汗を促す作用があります。風邪のひき始めや、冷え性の人におすすめです。

美白効果

最近の研究では、しょうがにはメラニン色素の生成を活性化させる「チロシナーゼ」という酵素の働きを抑制する働きが発見され、美白効果も期待されています。

アンチエイジング効果

しょうがの辛味成分「ショウガオール」は、強力な抗酸化作用を持ち、老化の大きな原因とも言える活性酸素を除去するので、アンチエイジングに効果的です。

老廃物を排出

しょうがは体内の血行を促進する効果があるため、新陳代謝が活性化され、体の中に溜まった老廃物を体外に排出するというデトックス効果があります。

リパーゼを活性化

しょうがに含まれる辛味成分「ジンゲロン」には、脂肪分解酵素の「リパーゼ」を活性化させる作用があります。ダイエットサポートとしても効果的です。

シミ・シワ予防

しょうがの血行促進効果により、新陳代謝が活発になり、老廃物などを体外に排出したり、活性酸素をやっつけてシミ、シワを予防します。

+

しょうがおろしカッティングボードですりおろす!

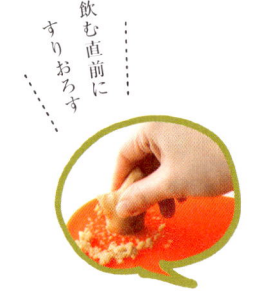

飲む直前にすりおろす

酵素は酸化すると効果が激減するので、美肌シェイクを飲む直前にすりおろして加えます。

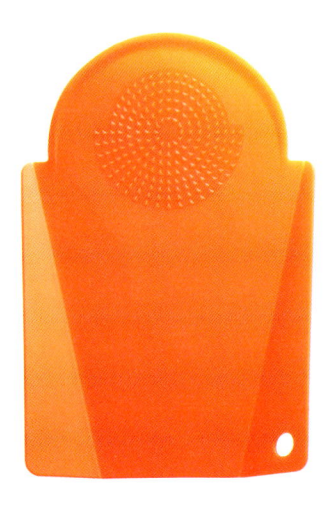

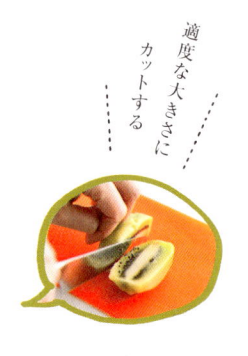

適度な大きさにカットする

カッティングボードは、しょうがや果物を切るときのまな板として使えます。

必ずやせる！潤い肌を手に入れる！
美肌シェイク基本ルール ⑤

美肌シェイクを作る前に、潤い美肌になるための基本のルールをおさえましょう。毎日の取り入れ方など、効果的な方法を伝授します。これさえ実行できれば、自然にやせることができ、必ず潤い美肌を実感できるはず！

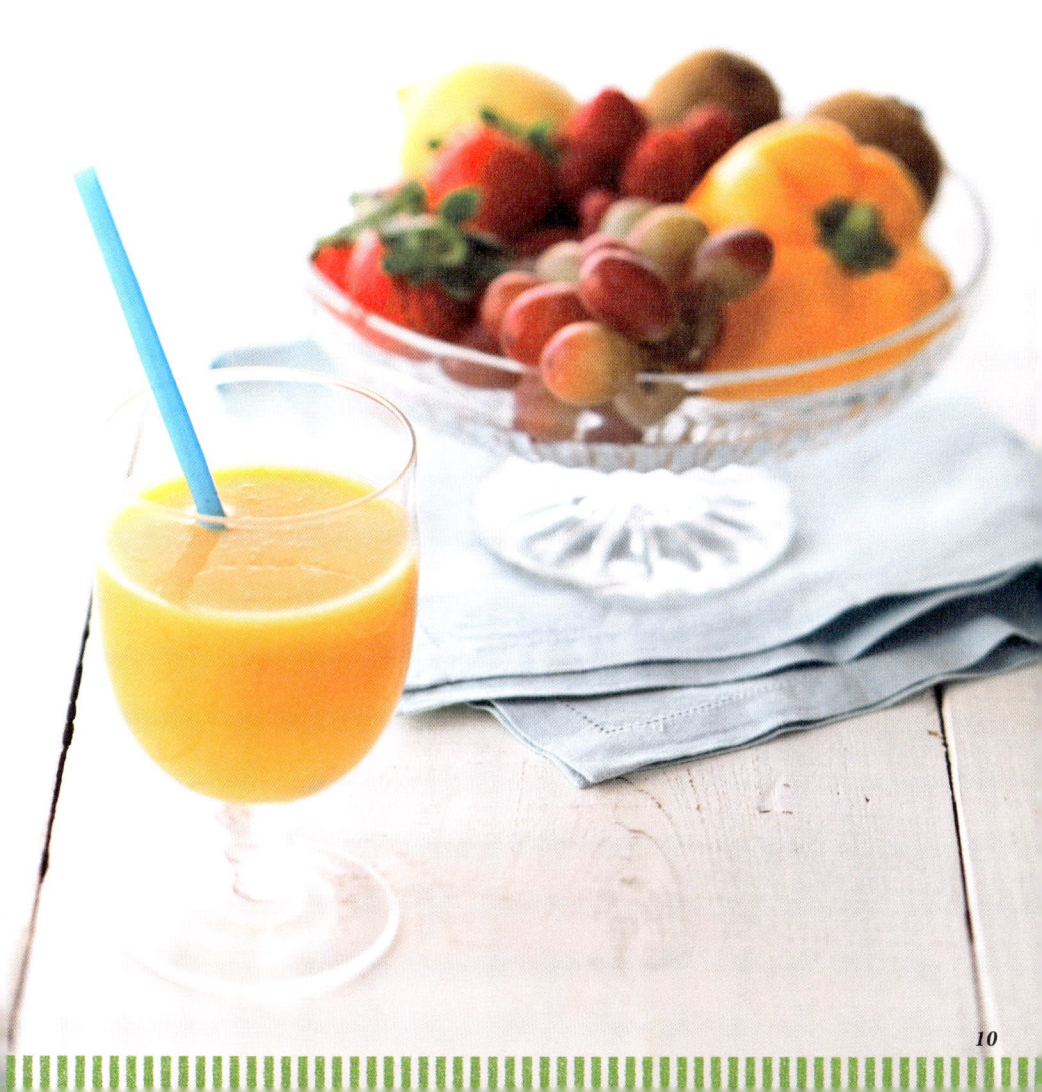

Rule.1
生の果物&野菜を
低速ジューサーまたはミキサーで

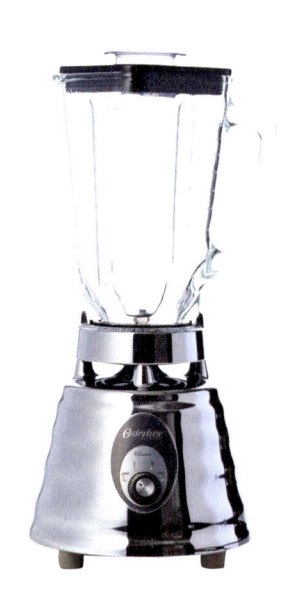

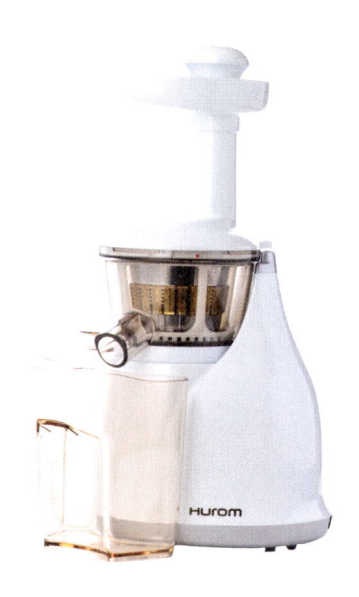

美しい美肌を手に入れるためには、生の野菜と果物からたっぷりの酵素を取り入れることが必要です。そこでポイントなのが搾り方。野菜と果物はジューサーかミキサーで搾る、または撹拌しましょう。酵素をより効果的に摂りたいのなら、低速圧搾ジューサーがおすすめ。ジューサーは回転が速いと酸化しやすく、細胞が壊れてしまうので、低速（1分間に40〜80回転程度）がベストです。また、すりおろすことも同様の効果を得ることができます。かといって、ミキサーは効果がないのかといえば、そんなことはありません。酵素の補給は、低速圧搾ジューサーには及ばないものの、ビタミン、ミネラルや食物繊維をたっぷり摂ることができ、便秘解消にもつながるため、低速圧搾ジューサーがない人は、ミキサーでおいしい美肌シェイクを作りましょう。

Rule.2
しょうがは皮つきのまま飲む直前にすりおろす

美肌シェイクを作る最大のポイントは、飲む直前にすりおろして加えるしょうがにあります。普通のおろししょうがは、皮をむいてからすりおろしますが、辛味成分「ショウガオール」や「ジンゲロン」「チロシナーゼ」などの薬効成分は皮の近くに含まれているので、皮つきのまますりおろすのが酵素倍増にも効果的。また、酵素は空気にふれると酸化しやすいので、すりおろしたあとは放置せず、すぐにシェイクに加えて混ぜることを忘れずに。そして、早めに飲み切って野菜や果物のビタミンやミネラル、フィトケミカルやしょうがの薬効成分を体内に取り入れましょう。

Rule.3
朝食を美肌シェイクに置き換える

酵素を補給する場合、一番効果的なのが朝の時間帯。体の毒素を出し切り、排泄するために酵素を必要とするため、ここで消化に負担のかかるものを食べるのはNG。だからこそ、今までの朝食を美肌シェイクに置き換えることで、夜中に代謝して解毒したものを尿や便として排出しやすくなり、体内の毒素もスッキリ！ 結果、血行がよくなり、新陳代謝を活発にすることにつながります。カロリーも自然におさえることができ、ダイエットにも効果的です。一日の活動源としての栄養素もしっかり補給！

12

Rule.4
まずは、3日間プログラムに挑戦!

本書では、酵素をたっぷりと取り入れるための3日間プログラムを紹介しています。鶴見先生が推薦するスペシャル美肌シェイクを朝飲みながら、美肌をつくるスーパー酵素食レシピを組み合わせて3日間食べて過ごすだけ! 驚くほどの効果を実感できるでしょう。生理リズムに合わせた一日の過ごし方もおさえて実践してみましょう。ツヤツヤ美肌を手に入れるだけでなく、代謝が上がるとともに、免疫力も上がって病気に負けない体を手に入れることができます。早速、3日間プログラムに挑戦してみましょう!

Rule.5
効能別シェイクで肌の悩みも解消!

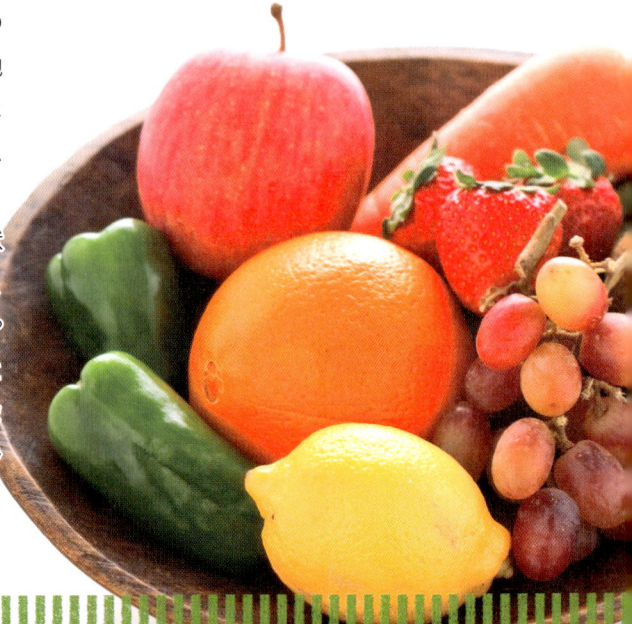

普段から抱えているお肌のトラブルがあるなら、効能別シェイクで症状を改善しましょう。お肌のトラブルの改善は、外から高いクリームや化粧品を与えるだけではなく、体の内側から改善するのがベスト。まずは、自分の抱えるお肌のトラブルの原因は何なのか、また、メカニズムを理解するところからはじめましょう。それぞれの症状に効くビタミンやミネラル、フィトケミカルを含む野菜や果物をシェイクにすることで、内側からの治癒を促します。美肌シェイクは、肌トラブルにも有効なのです。

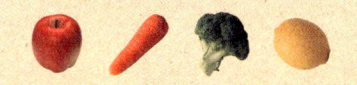

※材料の分量は、美肌シェイクはグラス1杯分、3日間プログラムの酵素食レシピは表記されている分量です。
※計量の単位は、1カップ＝200ml、大さじ1＝15ml、小さじ＝5mlです。
※美肌シェイクのレシピは、ジューサーでもミキサーでも作れるよう、それぞれの分量を記載しています。ジューサーに適さない、バナナやアボカドなどを使うレシピはミキサー、その他にスクイーザーやすりおろし器で作るレシピも紹介しています。
※本書のレシピは、すべて種を取ってからジューサー、またはミキサーにかけます。種は酵素抑制物質があるので、必ず取り除いて下さい。

42　いよいよスタート！
　　肌の潤いを実感！
　　3日間プログラムおすすめレシピ

44　3日間プログラム！
　　これだけ作って食べるだけ！

46　3日間プログラム
　　1日目／2日目／3日目

PART.3
毎日飲みたい！
春夏秋冬、美肌シェイク

52　基本の美肌シェイク
　　低速ジューサーで作る

54　基本の美肌シェイク
　　ミキサーで作る

56　基本の美肌シェイク
　　果物の下ごしらえ

58　基本の美肌シェイク
　　野菜の下ごしらえ

春のシェイク
62　いちご
64　セロリ
66　オレンジ
68　キャベツ

夏のシェイク
70　トマト
72　ブルーベリー

74　ピーマン、パプリカ
76　もも
78　メロン

秋のシェイク
80　りんご
82　にんじん
84　柿
86　ぶどう

冬のシェイク
88　ゆず
90　大根、かぶ
92　みかん
94　青菜

PART.4
効能別
美肌シェイク

98　シミ、くすみ
102　乾燥肌、肌あれ
106　シワ、たるみ
110　ニキビ
114　日焼け、美白
120　むくみ

124　食材別シェイクさくいん

もくじ

2 　肌は健康のバロメーター。
　　美肌シェイクで活性酸素を撃退！

4 　美肌シェイク専用！
　　しょうがおろしカッティングボード
　　こだわりポイント！

6 　おろししょうが＋酵素たっぷり
　　美肌シェイクが
　　美容＆ダイエットに効くワケ

8 　飲む直前に加えて酵素激増！
　　おろししょうが＋酵素たっぷり
　　美肌シェイク

10 　必ずやせる！潤い肌を手に入れる！
　　美肌シェイク基本ルール5

PART.1
肌のしくみと酵素の関係

18 　肌のしくみを知るところ
　　からはじめましょう！

19 　肌は3つの層からできている

20 　肌はカラダの内側から作られる

21 　肌が生まれ変わるメカニズム

22 　肌と血流の関係

23 　女性ホルモンと肌の関係

24 　酵素で潤い美肌を手に入れる！

25 　美肌に効果的な
　　注目栄養素

26 　真皮の毛細血管の
　　流れをよくして代謝を上げる

27 　酵素を取り入れて
　　美肌になるメカニズム

28 　活性酸素を除去して
　　アンチエイジング！

29 　酵素で女性ホルモンを
　　正常に分泌する！

PART.2
スペシャル美肌シェイクで実践3日間プログラム

32 　キッチンから必要ないものを
　　処分しましょう

34 　美肌効果の高い野菜＆果物

36 　基本の道具を用意しましょう

38 　毎日の運動を取り入れる

39 　美しくなるための眠り

40 　美肌のための
　　買い物をしましょう

41 　3日間プログラムのための
　　買い物リスト

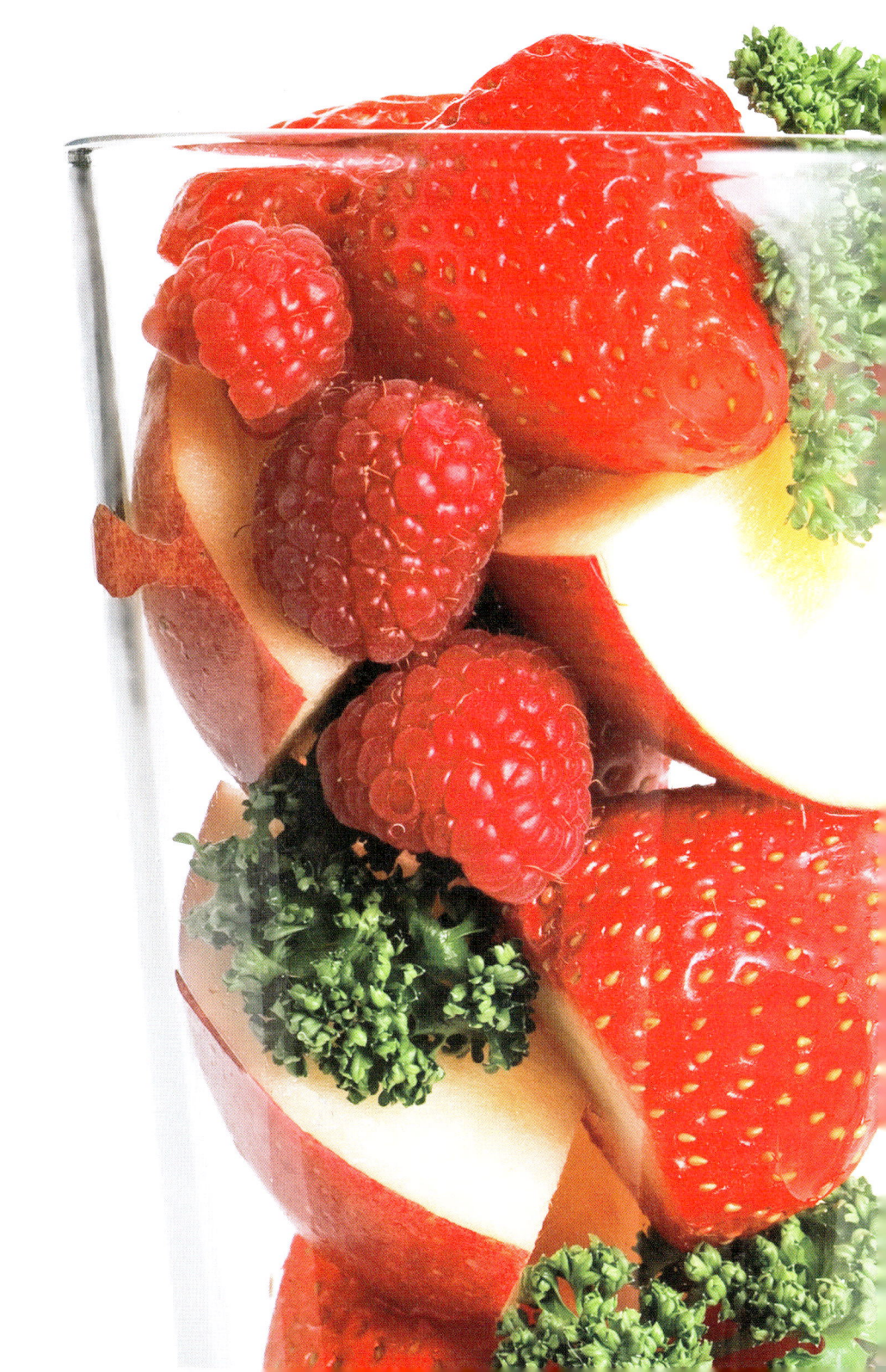

PART.1
肌のしくみと酵素の関係

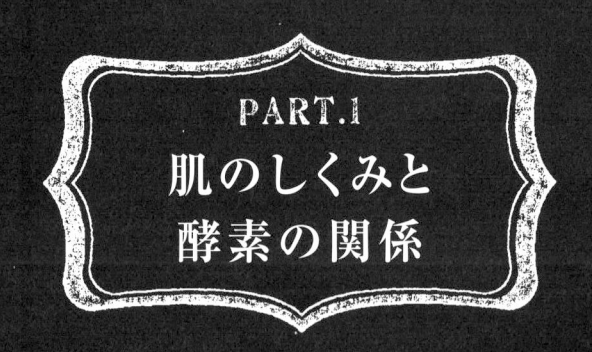

イキイキ、潤い美肌を手に入れたいなら、
まずは知りたい肌のしくみと酵素の関係。
酵素たっぷりの美肌シェイクが、なぜ美肌づくりに
効果的なのかを理解しておきましょう。

Lesson.01
肌のしくみを知るところからはじめましょう!

美肌を手に入れるためには、
肌の構造と性質を学びましょう。美肌はどのように
つくられていくか、また肌トラブルの根本的な原因がわかり、
正しいケアを行えるようになるはず!

肌のしくみを理解することが美肌を手に入れる第一歩

美しい肌のために欠かせない、毎日のお手入れ。でも、やみくもに高価な化粧品を塗り、肌によい栄養素を摂ればよいわけではありません。なぜなら肌は、そのときの外的環境(温度や湿度)や生活習慣(睡眠時間やホルモンバランス、ストレス、食事の頻度、体内循環)、加齢など、さまざまな状況によって変化していくからです。また、肌のなりたちや機能を無視したお手入れは、かえって肌の負担になり、肌トラブルの原因になります。

その時々に応じて適切なケアを行うためには、肌の構造を知ることが近道です。肌の繊細で複雑な構造にビックリするはず! 肌は単純に1枚の皮膚でできているわけではなく、外的環境からの刺激やダメージの侵入を防いだり、発汗による体温の調節、皮脂を分泌して皮脂膜をつくったりなど、さまざまな役割を持つのです。このことからも、どれだけ丁寧なケアが必要かを学べるでしょう。そのうえで、その時の自分の状況に最適なケア方法を探してみてください。以前よりずっと効率よく、美肌を手に入れられるはずです。

Lesson.02
肌は3つの層から
できている

肌は、表面から順番に「表皮」「真皮」「皮下組織」の3つの層で成り立っています。
それぞれ役割が異なるため、すべての層の質を上げることが美肌づくりには欠かせません。

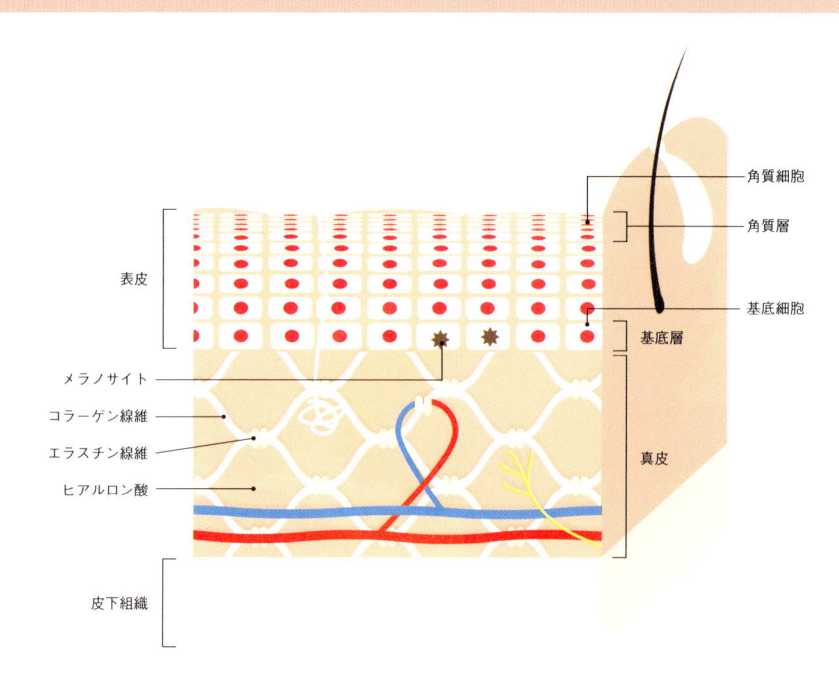

図中ラベル:
- 表皮
- メラノサイト
- コラーゲン線維
- エラスチン線維
- ヒアルロン酸
- 皮下組織
- 角質細胞
- 角質層
- 基底細胞
- 基底層
- 真皮

表皮
わずか約0.4～0.6mmの表面の皮です。底にある基底層は、紫外線から肌を守る細胞のメラノサイトと、基底細胞で構成されています。基底細胞は分裂を行い、最後に角質層で角質細胞となって、水分が逃げるのを防ぎ、肌の潤いに欠かせない細胞が生み出されます。

真皮
真皮は約70％をコラーゲンで占め、肌のハリを支える土台です。内部に網の目状に張りめぐらされた「コラーゲン線維」は、「エラスチン線維」でつなぎ合わされ、しっかりと弾力のある土台を形成します。さらにその隙間には、水分を抱えたヒアルロン酸が満たされています。

皮下組織
主な成分は脂肪で、皮下脂肪とも呼ばれます。この脂肪がクッションとなって外部からの衝撃をやわらげるほか、暑さや寒さから身を守って体温を保持するのにも役立ちます。性別や年齢、栄養状態、部位により、量や質も変わってきますが、真皮との境界が不明瞭な組織です。

Lesson.03
肌はカラダの内側からつくられる

美しい肌をつくるために、どんなに外側から
高級クリームでケアしても、根本的な解決にはなりません。
肌の再生と健康維持に役立つ栄養素を摂って、
体の内側からケアすることが必要です。

潤い美肌には、血流が大きく影響する

美肌ケアというと、美容液やクリームなど、外側から成分を吸収することにばかり熱心になりがち。でも外側からのケア以上に必要なのが、内側からのケアです。

肌は唯一、私たちが直に触れられる臓器で、酸素や栄養素を吸収してフレッシュさを保っています。それらは真皮にある毛細血管を通して運ばれていきます。この血流が滞ると肌に栄養素が行き渡らず、カサカサの肌になってしまうのです。肌の潤いには血流を整えることが大切です。

肌への栄養の質を高めることが大切

栄養が行き渡ることで肌は新陳代謝を繰り返すため、肌に運ばれる栄養は質の高いものが望ましいでしょう。ファストフードやお菓子など、脂質や油分が多すぎる食事ばかり食べていると、血液がドロドロになって、栄養素が正しく運ばれにくい体質になってしまいます。

美肌のためには、バランスのとれた質の高い食事を心がけてください。特に肌の生成と新陳代謝に役立つたんぱく質と、その合成に必要なビタミンとミネラルは意識的に摂りましょう。

Lesson.04

肌が生まれ変わる メカニズム

肌は常に生まれ変わっています。
この生まれ変わりのリズムを正常に保つことが
美肌づくりへの第一歩。
そのためにもメカニズムを理解しましょう。

ターンオーバー

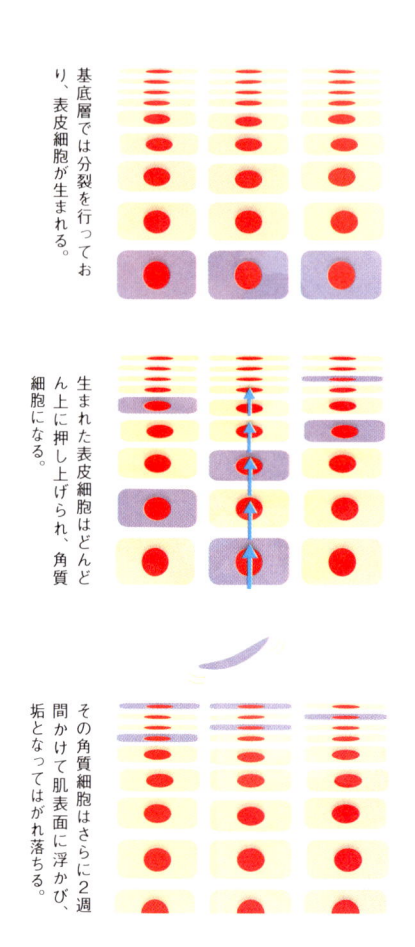

表皮の底にある基底層では「基底細胞」が分裂を行っています。そこで分裂した細胞のひとつは「表皮細胞」となって押し上げられ、約2週間かけて一番上にある角質層に到達します。そのときには、平らに変形して「角質細胞」に姿を変え、さらに約2週間かけて肌表面に浮かび上がり、最後には垢（古い角質）となってはがれ落ちます。

この約4週間（28日程度）の新陳代謝のサイクルを「ターンオーバー」と呼びます。これにより肌は常に生まれ変わり続けますが、サイクルが早すぎると肌あれが、遅すぎると肌は潤いをなくし、シミができやすくなります。正しいターンオーバーのためには、ストレスや栄養不足、乾燥などを避けることが必要です。

基底層では分裂を行っており、表皮細胞が生まれる。

生まれた表皮細胞はどんどん上に押し上げられ、角質細胞になる。

その角質細胞はさらに2週間かけて肌表面に浮かび、垢となってはがれ落ちる。

Lesson.05
肌と血流の関係

ここでは真皮の毛細血管について、
詳しく見ていきましょう。
血流が滞ると、肌に酸素や栄養素を運ぶことができず、
肌は潤いをなくしてカサカサになってしまうのです。

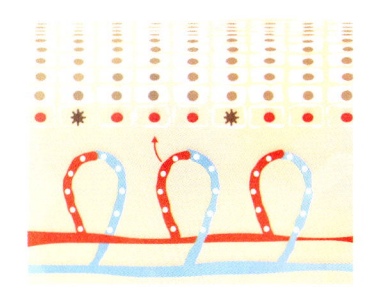

肌への酸素や栄養を運ぶのは真皮の毛細血管

真皮は皮下組織を除くと約2mmの厚さがあり、毛細血管やリンパ管、汗腺などが通っています。毛細血管は、皮下組織にある動脈や静脈とつながっており、そこから吸収した栄養素や酸素、水分を真皮へ運びながら、不要な老廃物を捨て去る働きをしています。

そのため、毛細血管の流れが滞ると肌に必要な成分が行き届かず、肌は潤いをなくしてカサカサになってしまいます。また、「むくみ」状態になって水分が過剰に溜まってしまうほか、体温調節も効かなくなって極端に冷えたりすることも。血流を整えるためには、リンパ節を刺激するマッサージが効果的です。また、睡眠不足や過剰なストレスも血行不良の原因なので、生活習慣を見直しましょう。

毛細血管の流れが滞ると、肌に必要な栄養が届かず、乾燥、肌あれ、くすみを引き起こします。

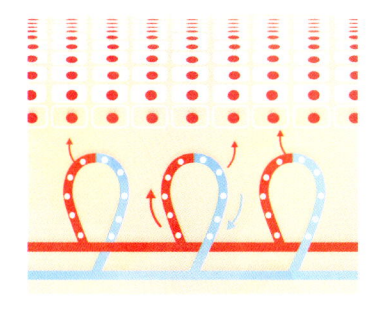

毛細血管の流れがスムーズな肌は、栄養がすみずみまで行き渡り、潤いたっぷりの肌を実現できます。

Lesson.06
女性ホルモンと肌の関係

月経のある女性は、生理周期によってホルモンバランスが変化します。そのため、日によって肌のコンディションが異なり、肌の敏感さや化粧のノリが変わってしまいます。女性ホルモンと肌との深い関連性を見てみましょう。

美とイキイキとした肌をつくるのは「エストロゲン」

女性ホルモンには「エストロゲン」と「プロゲステロン」の2種があり、生理周期を通して分泌量はコントロールされています。

月経後に訪れる卵胞期には、エストロゲンが上昇。女性らしい体型に変化します。また、肌の水分量を増やし、コラーゲンの生成を促すため、肌にハリが出てきます。排卵後の黄体期には、プロゲステロンが増加します。むくみやすくなり、皮脂分泌が増えてニキビやくすみの原因になります。

つまり美肌に必要なのはエストロゲンなのですが、一方だけを上昇させることはできません。大切なのはホルモンバランスが乱れないよう、不規則な生活やストレス、偏った食事、運動不足などを避け、正しいサイクルで生理が訪れる体をつくることです。

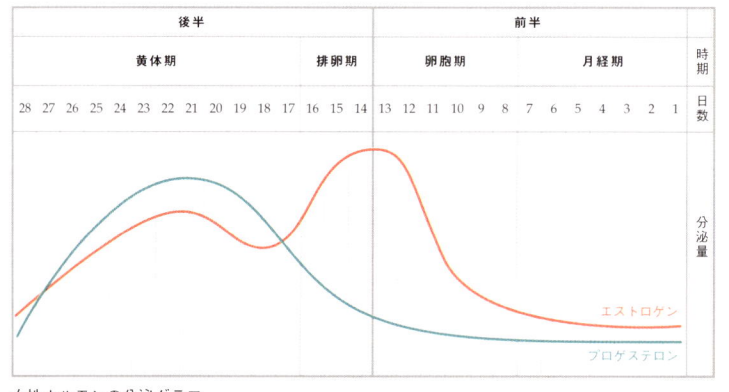

女性ホルモンの分泌グラフ

Lesson.07
酵素で潤い美肌を手に入れる!

細胞を生成する手助けをしてくれる「酵素」。
正しく行き渡ると、新陳代謝が活発になって
体内循環が整い、肌トラブルの解消につながるという、
美肌づくりの力強い味方なのです!

酵素をたっぷり摂ることで新陳代謝が活発になり、肌細胞が活性化

酵素は人の成長や活動に欠かせないもので、おおまかには体内では2種類の酵素が作り出されています。食べたものを消化し、栄養素を分解するときに使われる「消化酵素」と、呼吸や運動、細胞分裂など、人間の生命活動全般に必要な「代謝酵素」です。消化酵素で分解した栄養素が、代謝酵素によってエネルギーに変えられると考えると、わかりやすいでしょう。そして、新陳代謝が上がり、自然治癒力が増すので体の健康はもちろん、美容面でもよい効果が期待できます。

ただし、動物性たんぱく質や加熱食の食べ過ぎなどで消化に負担がかかると、使い過ぎた消化酵素とあわせて代謝酵素も減ってしまいます。逆に負担をかけなければ、使える酵素の量が多くなり、美しい肌や髪を養いやすくなるのです。すなわち、負担をかけず、代謝を上げるためには、たっぷりの酵素が必要ということ。そのためには、毎日毎食、必ず生の野菜と果物を中心に食べることが重要になってきます。特に朝一杯の野菜と果物のシェイクは、効果的です。

Lesson.08
美肌に効果的な注目栄養素

美肌づくりには、野菜や果物に含まれるビタミン、ミネラルなどの栄養素がたっぷり必要。これらの栄養素に酵素がプラスされることによって美肌効果をより発揮します。

βカロテン（ビタミンA）
皮膚の粘膜を丈夫にし抗酸化作用でシミを防止

βカロテンは体内でビタミンAに変換され、肌の角質化を防ぎ、肌あれに効果的。強い抗酸化作用もあるのでシミ、くすみに効果的。

ビタミンB_2
健康な肌をつくる栄養素 肌あれ、ニキビを予防

脂質の代謝に効果的なビタミンで健康な肌づくりに欠かせない栄養素。皮膚の血行促進で新陳代謝を活発にし、肌あれ、ニキビを予防します。

ビタミンB_6
別名、皮膚のビタミン 脂漏性皮膚炎などを予防

乾燥しがちなカサカサの肌を、新陳代謝を活性させることで、しっとり潤いのある肌に。脂漏性皮膚炎、口角炎、口唇炎などの予防に効果的。

ナイアシン
皮膚細胞を活性化させ潤いとハリのある肌に

血管を拡張し、血液循環をよくすることで、皮膚細胞を活性化させ、潤いとハリのある肌に導きます。皮膚の健康を保つ大切な栄養素。

ビタミンC
コラーゲンを丈夫にしてシミ、シワを予防！

良質コラーゲンの生成を活性化させ、弾力のある肌をつくります。また、強い抗酸化作用でメラニンを抑制し、シミ、くすみも予防します。

ビタミンE
強い抗酸化作用で老化防止 メラニン色素を抑制

強い抗酸化作用で、活性酸素によってできるリポフスチンの沈着を防ぎ、肌を若々しく保ちます。女性ホルモンの分泌もスムーズに。

ビタミンK
皮膚の粘膜を丈夫にし抗酸化作用でシミを防止

血液が固まるのを助ける働きがあり、血行を促進するのでたるみ、クマ予防に。また、カルシウム代謝を促し、骨粗しょう症の予防にも。

ビタミンD
一酸化窒素の合成を抑制 血管を広げて血流アップ！

ビタミンDは老化防止のビタミンとして注目されています。カルシウムの吸収を助けるので全身の老化防止に。皮膚や髪も若返ります。

オメガ3系脂肪酸
現代人に不足しがちな脂肪酸 美しい細胞をつくり出す

オメガ3系脂肪酸は、細胞膜を健康に保ち、ハリやツヤのある肌に導きます。フラックスオイル（亜麻仁油）、エゴマ油をシェイクにプラスしても。

Lesson.09

酵素の効果1

真皮の毛細血管の流れをよくして代謝を上げる

P22で解説したとおり、真皮の毛細血管を通して、
肌に酸素や栄養が運ばれます。
その流れは、酵素を取り入れることでさらによくなるのです！
ここではそのメカニズムを解説しましょう。

血流がよくなることで美肌に必要な酸素や栄養素が十分に行き渡る！

真皮の毛細血管は、吸収した栄養素や酸素、水分を運んでいます。美肌にはビタミンC、E、D、K、βカロテンなどの栄養素が必要ですが、体内の酵素が不足すると代謝が下がり、血液内にでんぷんやたんぱく質が分解されずに滞ります。それでは赤血球が固まって、どろどろの血液になってしまい、細い毛細血管を栄養素が通過できません。

それを避けるためには、まず食べ物を通して「食物酵素」を体内に入れること。野菜や果物などの生鮮食品から食物酵素を取り入れると、体内の消化酵素・代謝酵素に働きかけ、栄養素の消化や吸収をより高めることができます。

食物酵素には役割ごとに種類があり、たんぱく質分解酵素（パパイヤ、キウイフルーツ、パイナップルなど）、炭水化物分解酵素（大根、キャベツ、バナナなど）、脂肪分解酵素（みそ、納豆、チーズなど）が代表的です。これらをバランスよく摂ることで、血中にある余分な成分の分解が促され、粘度が下がってサラサラになります。栄養素は漏れなく毛細血管まで運ばれ、最終的に肌まで栄養素が行き渡るのです。

Lesson.10
酵素を取り入れて美肌になるメカニズム

酵素が体内で有効に働くと、
代謝がアップして健康的な体になるのはもちろん、
肌のターンオーバーのサイクルが整って、
イキイキと輝く肌を手に入れられるのです!

生野菜・果物の美肌シェイクを飲む
ビタミンC、E、D、K、βカロテンなど美肌に欠かせない栄養素をたっぷり補給!

酵素がたっぷり体内に入る
体外から食物酵素を取り入れることで、消化酵素を無駄遣いしなくてすむ。

GOAL♡ プルプル美肌になる!
ターンオーバーが整って肌に必要な成分が行き渡り、潤いのある美肌になる!

コラーゲンとビタミンCの関係
コラーゲンは肌のハリのもとになるたんぱく質で、真皮の約70%を占めています。ビタミンCはコラーゲンの合成を促し、丈夫なコラーゲンを生成するので、シワやたるみ予防に。

代謝酵素として働く
消化された栄養素は、代謝酵素によってエネルギーに変わり、体の調整に使われる。

酸素や栄養が行き渡る
代謝が上がることで血流がよくなり、サラサラ血液によって酸素や栄養が運ばれる。

代謝がアップ!
基礎体温が上がって老廃物は排出されやすくなり、活発な新陳代謝が促される。

Lesson.11

酵素の効果2

活性酸素を除去して
アンチエイジング！

空気中の酸素が体に入ると、活性酸素という
細胞をサビつかせる物質に変身してしまいます。
老化が進む原因になるほか、
がんや生活習慣病にもつながると言われているのです。

野菜や果物に含まれるビタミン、ミネラル、フィトケミカルで血管や細胞のサビつきを抑え、肌の内側から潤いをキープ

活性酸素を除去するためには、抗酸化作用のあるβカロテン（ビタミンA）、ビタミンE、C、Kが効果的。

他にも、抗酸化作用のある成分として、近年注目を浴びているのが「フィトケミカル」です。食物の5大栄養素に加え、第6の栄養素として加えられた食物繊維に続いて、第7の栄養素とも呼ばれています。

フィトケミカルは野菜や果物に含まれる「色素」「香り」「辛み」「苦み」などの成分のことで、リコピン（トマトやすいか）、ポリフェノール（ぶどうやりんご）など人間の体内に入ると活性酸素を取り除き、免疫力を高めて病気予防に役立つことが期待されています。また、不足したセラミドを再生する働きがあるため、肌の潤い保持にも役立つと言われています。

column セラミドって？

セラミドは、すぐれた保湿効果があり、肌の潤いに欠かせない成分です。表皮の底にある角質層で、細胞の周囲にある脂質の50％を占める成分で、水分や油分を抱え込む働きをします。加齢によりセラミドの量は減るため、高齢になると肌は乾燥しがちです。このセラミド不足を解消するのが「フィトケミカル」なのです。

Lesson.12

酵素の効果3

酵素で女性ホルモンを正常に分泌する！

女性らしい体や美肌を作る女性ホルモン
「エストロゲン」は、30代後半から減少し始めます。
そこで酵素を積極的に摂ることが、
女性ホルモンを正常に分泌させるために必要なのです。

酵素不足で冷えが生じて肌あれに！

女性ホルモンには「エストロゲン」と「プロゲステロン」の2種があり、生理周期を通して分泌量はコントロールされています。

女性らしいプロポーションや美しい肌・髪の生成にはエストロゲンが欠かせないのですが、30代後半になると自然に減少するほか、紫外線の浴び過ぎやストレス、喫煙などで活性酸素が増加すると減少します。エストロゲンが生成されないと、血行不良が生じて冷え症になったり、脂肪がたまりすぎて肌あれが生じたりするのです。

酵素をたっぷり取り入れてエストロゲンを増やす！

活性酸素が増えるとホルモンバランスが崩れ、エストロゲンは減少します。そこでエストロゲンを増やすには、活性酸素を減少させる効果がある酵素を摂ることが重要です。そして、酵素を含むものを食べるときは、「補酵素」と呼ばれるビタミンB群やコエンザイムQ10、マグネシウムもあわせて摂りましょう。酵素と補酵素が体内で合体することで、消化や代謝アップにつながります。効率よく酵素を体内に吸収し、エストロゲンを増加させましょう。

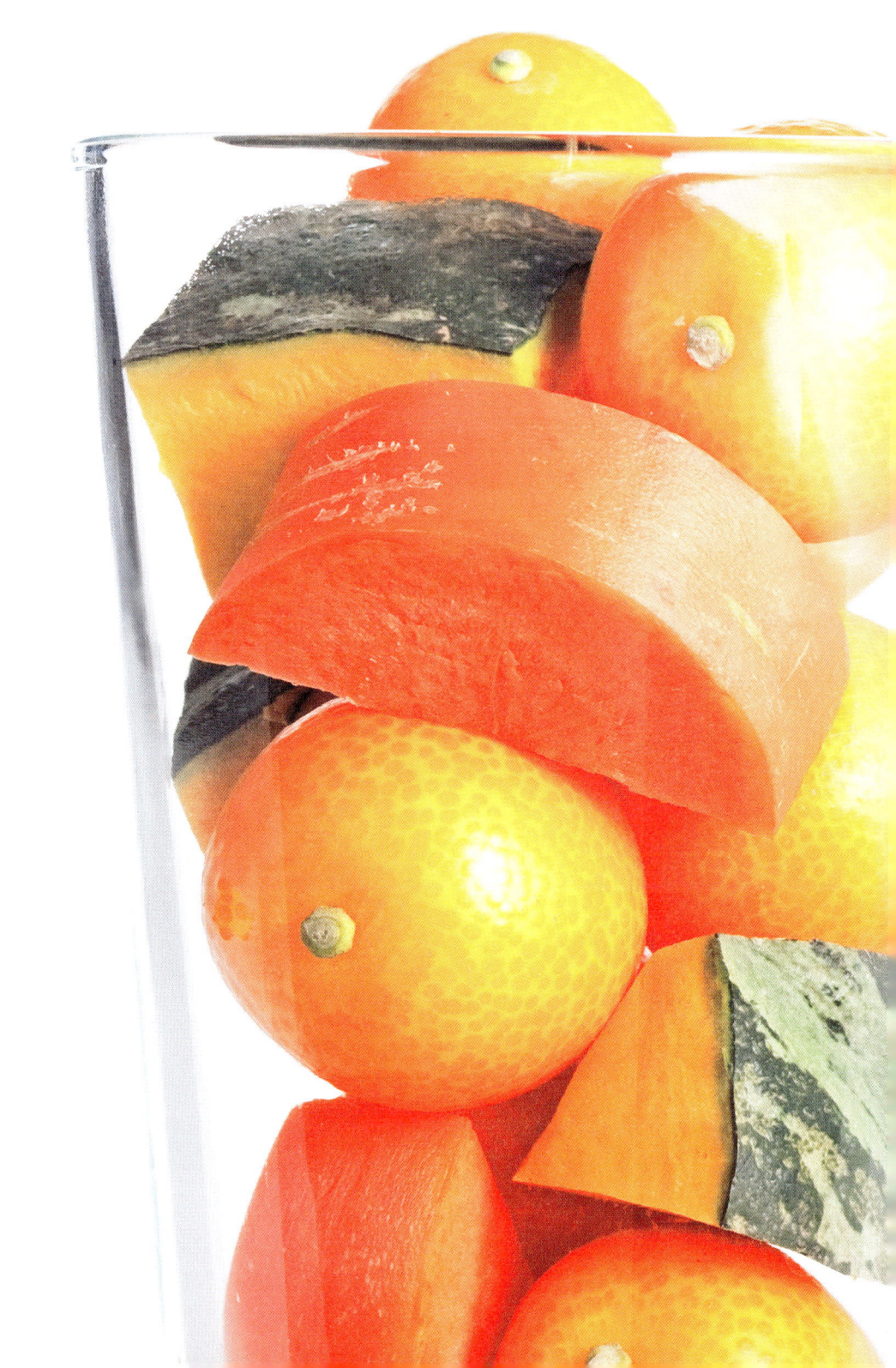

PART.2
スペシャル美肌シェイクで実践3日間プログラム

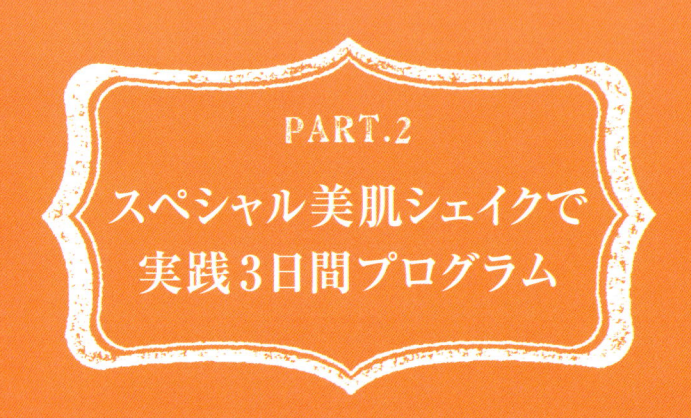

美肌シェイクの効果がわかったら、
早速実践してみましょう！
この章で紹介するのはスペシャル美肌シェイクと
超酵素食を作って食べる3日間プログラム。
3日後の肌の潤いに驚くはずです。

準備 その1

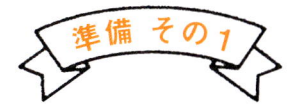

キッチンから必要ないものを処分しましょう

あなたは甘いお菓子やケーキ、スナック菓子を毎日食べていませんか？ 野菜をほとんど食べずに、肉ばかり食べていませんか？ 誰もがうらやむ美肌を目指すなら、今日からそんな食生活とはおさらばしましょう！ まずはキッチンの整理からスタート！

● STEP 1 ●
美肌づくりにNGの食材を処分する

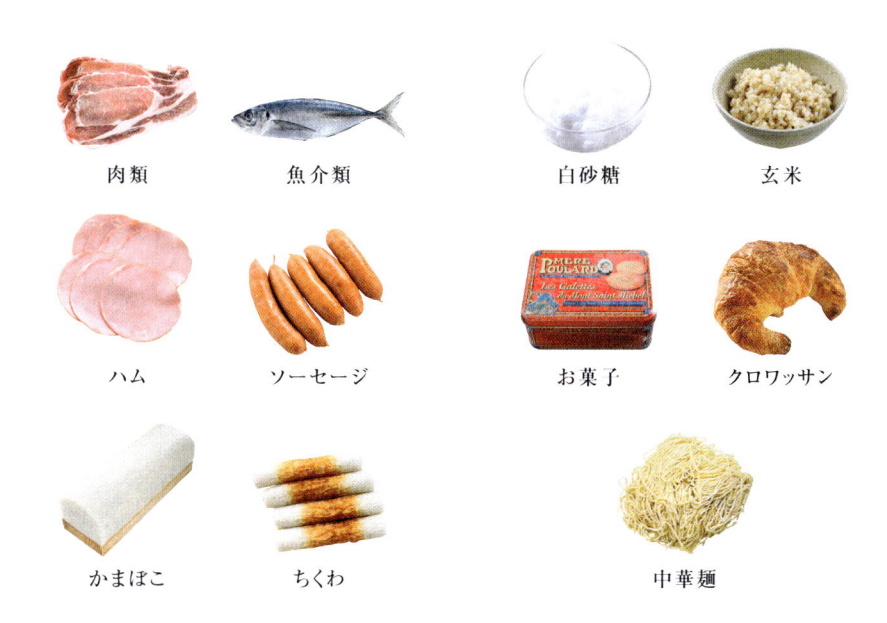

肉類　　　魚介類　　　白砂糖　　　玄米

ハム　　　ソーセージ　　　お菓子　　　クロワッサン

かまぼこ　　　ちくわ　　　中華麺

冷蔵庫の中にあるもの

さあ、冷蔵庫を開けてみましょう。美肌づくりには酵素が必要ですが、消化の悪いものや食品添加物が含まれているものはNG。肉類や魚介類、ハム、ソーセージなどの肉加工品、かまぼこ、ちくわなどの練り製品は今日から食べないように心がけて。

食品庫の中にあるもの

白砂糖は消化が悪く、腸内環境を悪くしたり、活性酸素を発生させてシミやシワの原因に。白砂糖を含むお菓子もNG。玄米は強力な酵素抑制物質を含むので要注意。クロワッサンやかん水を含む中華麺は、消化が悪く、酵素の浪費につながるので処分して。

● STEP 2 ●
アンチエイジング食材を揃える

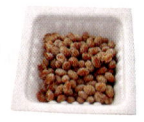

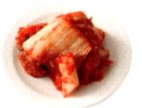

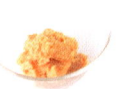

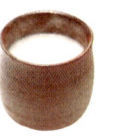

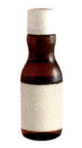

納豆　　漬け物　　生みそ　　甘酒　　オメガ3系油脂

美肌づくりにNGの食材を処分したら、美肌に効くアンチエイジング食材を揃えましょう。発酵食品の納豆やキムチなどの漬け物、生みそ、甘酒などは積極的に取り入れて。ピクルスは酵素と乳酸菌も同時にとれる上、保存がきくので作り置きするのもおすすめ。油はフラックスオイルやエゴマ油など、オメガ3系油脂を揃えましょう。

● STEP 3 ●
フレッシュ果物・野菜を用意する

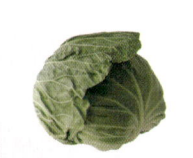

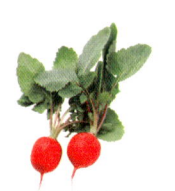

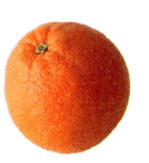

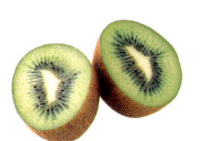

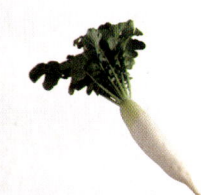

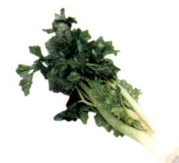

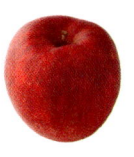

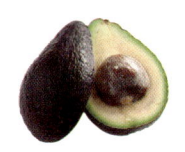

キャベツ　　ラディッシュ　　オレンジ　　キウイフルーツ

大根　　セロリ　　りんご　　アボカド

美肌づくりには、フレッシュな果物と野菜が一番。これらの栄養は皮近くに多く含まれているので、皮ごと食べても安心な無農薬、無肥料野菜＆果物を選んで。生野菜はイソチオシアネートを含むキャベツやラディッシュ、大根などのアブラナ科の野菜もおすすめ。

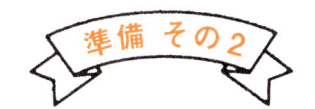

準備 その2
美肌効果の高い野菜＆果物

酵素を効果的に取り入れるには、新鮮な野菜と果物が一番。ポイントは、美肌にいい栄養成分を含む野菜と果物をセレクトすること。中でも美肌効果が高いと言われる野菜と果物をご紹介します。美肌シェイクをオリジナルで作るときの参考にしましょう。

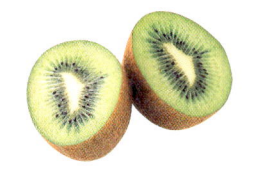

Fruit
くだもの

キウイフルーツ
ビタミンC、フラボノイドなどのフィトケミカルや食物繊維、有機酸もたっぷり。たんぱく質分解酵素アクチニジンを含む酵素食材。

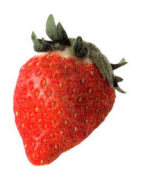

りんご
水溶性食物繊維ペクチンを多く含み、カリウム、ビタミンCが豊富。むくみをとり、高血圧の予防に。皮ごと搾るのがおすすめ。

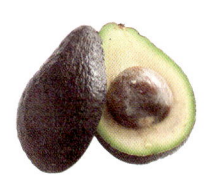

オレンジ
βカロテン、ビタミンC、カリウム、水溶性食物繊維のペクチンが豊富。フィトケミカルのフラボノイドなどの成分を含む。

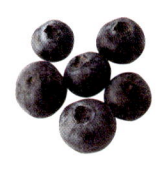

いちご
ビタミンCと葉酸がたっぷり含まれている美肌食材。豊富なビタミンCでコラーゲンの生成を促し、葉酸で肌のターンオーバーを促進。

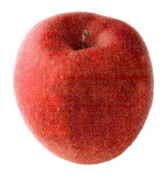

アボカド
脂肪分解酵素リパーゼをはじめ、アミラーゼ、セルラーゼ、プロテアーゼ、SODなどたくさんの酵素が含まれているスーパーフード。

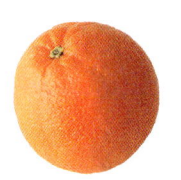

ブルーベリー
強力な抗酸化作用のアントシアニンを多く含み、疲れ目の予防や改善、抗酸化作用、血管保護作用があり、アンチエイジングに効果的。

Vegetables
やさい

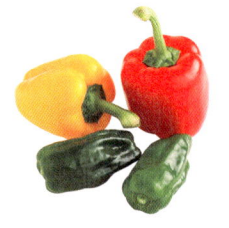

ピーマン・パプリカ
野菜の中でビタミンCの含有量はトップクラス。ビタミンCはシミ、そばかすの原因となるメラニン色素を分解する働きも。

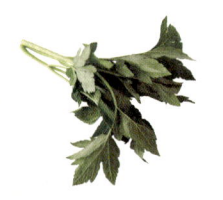

セロリ
カリウムが豊富な他、香り成分の「アピオイル」「セネリン」が含まれ、鎮静・健胃、整腸作用に効果的。葉にはβカロテンが多く含まれる。

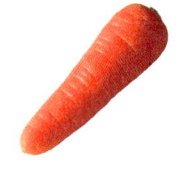

にんじん
βカロテンが豊富で、ビタミンB_1、C、カリウム、鉄、カルシウムなどがバランスよく含まれた緑黄色野菜の代表。

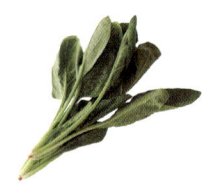

明日葉
茎や葉を切ると出てくる黄色い色素は、カルコンという抗酸化成分。強力な抗酸化作用があるので疲労回復や美肌力アップに。

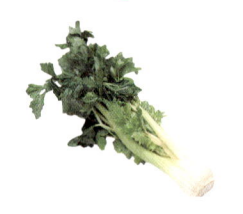

ほうれん草
βカロテン、ビタミンCがたっぷり。他にもカルシウム、鉄、カリウム、食物繊維がバランスよく含まれる緑黄色野菜。

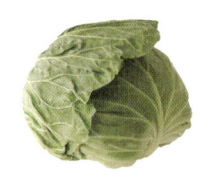

キャベツ
ビタミンU、Cを多く含むアブラナ科の淡色野菜。注目のイソチオシアネートを含み、血液をサラサラにして病気を防ぎます。

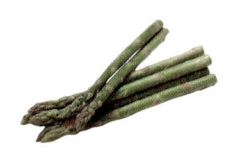

グリーンアスパラガス
豊富に含まれるグルタチオンというアミノ酸の一種は、抗酸化作用が高いため、紫外線対策に効果を発揮します。ビタミンB_2、Cも豊富。

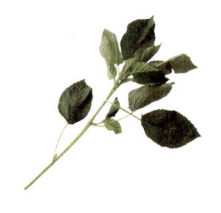

モロヘイヤ
βカロテンやビタミンC、B群、Eなどを豊富に含むため、肌の潤いを維持し、新陳代謝を促すなど、アンチエイジングに効果的です。

準備 その3

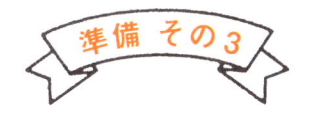

基本の道具を用意しましょう

美肌シェイクを作るために揃えておきたい道具のこと。低速圧搾ジューサーやミキサー、付録のしょうがおろしカッティングボードの他にどんなものを揃えたらいいのかをチェックしましょう。フルーツの皮むきなどにあると便利なグッズも用意して。

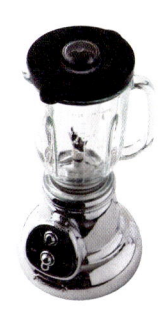

ミキサー

野菜や果物を粉砕、撹拌してジュースを作る調理器具。とろみのあるボリューム感たっぷりのジュースの仕上がり。食物繊維も丸ごととれ、1杯で満足感が得られます。

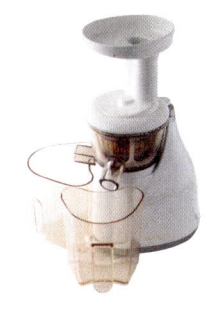

ジューサー

野菜や果物のジュースを圧搾する電動タイプの調理器具。低速ジューサーは40～80回転のものが最適で、酵素を壊さずおいしい生ジュースができる。(※1)

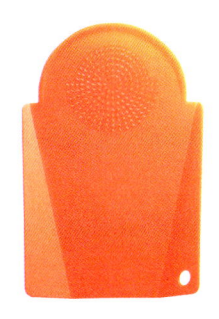

しょうがおろしカッティングボード

本書の美肌シェイクを作る際に、しょうがを皮ごとすりおろすために必要なおろし刃。まな板もついているから、使う分だけのしょうがを切ったり、フルーツをカットするのもおすすめ。

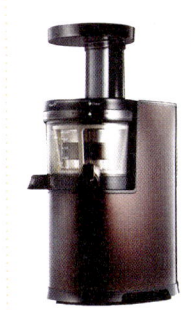

鶴見先生おすすめ!
ブレンドストリーム Duo

低速ジューサーにミキサー機能を追加。野菜や果物の生ジュースにプラスして、アボカドやバナナなどとろみのある熟した食材やナッツやアーモンドといった固い食材もブレンドすることが可能。(※2)

※1 ヒューロムスロージューサー／35,800円
※2 ブレンドストリーム Duo／44,800円
(有限会社オデオコーポレーション ☎0120-043-831)

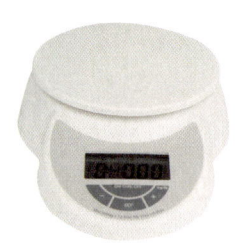

デジタルスケール

美肌シェイクを作るときにあったら便利なデジタルスケール。目分量ではなく、野菜や果物の重量を正確に量ることで、効能を実感できる美肌シェイクを作ることができる。

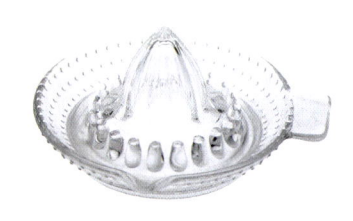

スクイーザー

オレンジやグレープフルーツ、レモンなどのかんきつ系フルーツを搾るときは、スクイーザーが便利。種は必ず取り除くことを忘れずに。洗うのも手軽だからおすすめ。

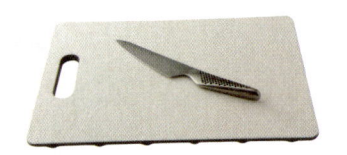

包丁&まな板

野菜と果物をカットするために必要な包丁&まな板。包丁はペティナイフ、まな板は専用のものを用意。衛生面から考えても、肉や魚を切るまな板とは別で用意しましょう。

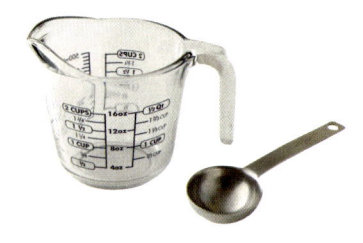

計量カップ、計量スプーン

水、豆乳を量るときは計量カップを。200ml、500ml、1000mlのタイプがあります。はちみつやおろししょうがを量るときは大さじ(15ml)、小さじ(5ml)タイプが便利。

あったら便利! こんな道具

皮むき器

何気に面倒な柑橘類の皮むき。オレンジなどの皮に切り込みを入れ、手を汚さずに皮がむけるものがある。種を取ることも忘れずに。

りんごの芯抜き器

野菜や果物の芯や種は、強力な酵素抑制物質をもつので美肌シェイクにはNG。だからこそ、芯抜きがカンタンにできるグッズを使いましょう。

いちごのヘタ取り

いちごのヘタはヘタ取りを使えば、思いの外ラク。他にもじゃがいもの芽取り、セロリの筋取りなどに最適な道具。カンタンにとれて手軽。

準備 その4

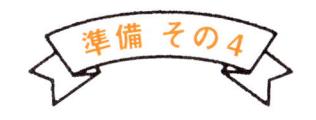

毎日の運動を取り入れる

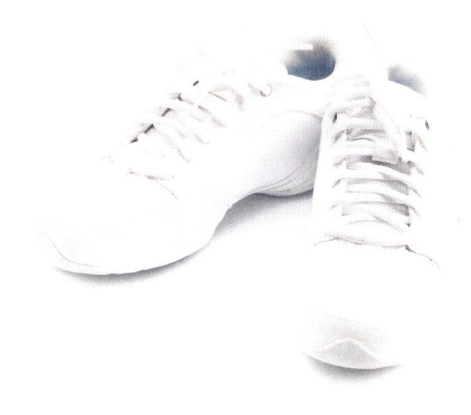

運動は、ダイエットや健康維持、体力増強の他に、美肌づくりのためにも必要です。体を動かすことで、心肺機能を向上させ、細胞に強力な抗炎症作用をもたらします。また、幸福感を増すため、全身の代謝を上げ、肌にハリとツヤを与えるという効果も期待されています。

3
ストレッチ

柔軟性をつけるのが、ストレッチ。体の筋肉を良好な状態にするのが目的で、筋肉を引っ張ってのばすことによって、柔軟性がつきます。体をやわらかくすることで血行がよくなり、ホルモンのバランスを整えて、若さを保ち、美肌を実現します。

2
筋肉運動

筋力をつけるのが、ダンベルなどの筋肉運動（ウエイトトレーニング）。筋肉量が増えるほど、代謝が上がり、消費カロリーも増え、より多くのカロリーが使われるようになるので、やせやすい体質に。美肌になると同時にスリムな体も手に入れましょう。

1
有酸素運動

心肺機能の向上には、ウォーキングやサイクリング、水泳、軽いランニングなどの有酸素運動をします。これらの運動を毎日取り入れることで、心肺機能を高め、血流を促進させ、代謝が上がるので、栄養素の吸収と老廃物の排出がスムーズになります。

準備 その5

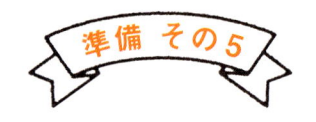

美しくなるための眠り

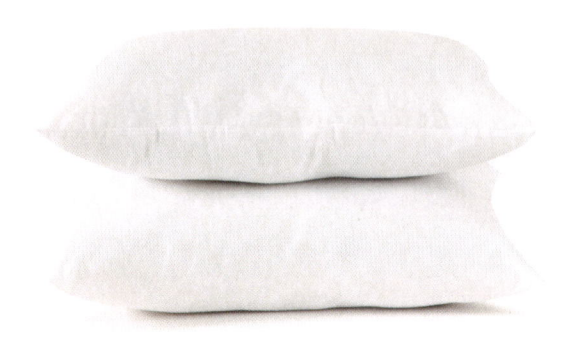

美肌づくりのためには、眠りの質も大きなポイント。「睡眠が最高の美容液」などと言われるほど、睡眠と美容には大きな関係があります。そして、一番重要なのは、睡眠時間ではなく、眠りの質。安眠のことを知り、実行することで、潤い肌に一歩近づきます。

3
早寝早起きが美肌に一番効果的

不規則な生活の人、万年寝不足の人は要注意。体内に活性酸素がたまり、クマやくすみのもとになるため、適度な睡眠と休息をとって、代謝を上げ、活性酸素をやっつけましょう。また、朝日を浴びることで細胞が活動し始めるので、早寝早起きがベストです。

2
ゴールデンタイムに寝る

肌は夜につくられると言われています。特に22時〜深夜2時までは深いノンレム睡眠になりやすく、成長ホルモンも分泌され、肌のダメージを回復する大切な時間帯に。酵素を取り入れて美肌を目指すなら、ゴールデンタイムを守って、早く寝ること。

1
スムーズな眠りに入るために

良質な睡眠の理想は決まった時間に寝起きすること。睡眠のリズムと眠りの質を重視して心身を休息させましょう。それでもなかなか寝付けないという人は、就寝前のハーブティーがおすすめ。就寝1時間半〜1時間前に飲むとリラックスすることができます。

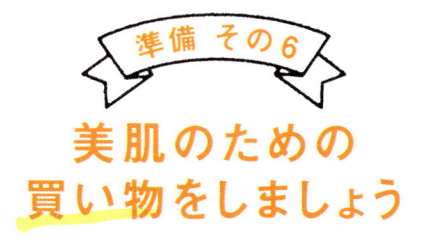

準備 その6
美肌のための買い物をしましょう

美肌になるための心の準備はできましたか？ 3日間プログラムを始める前に、必要な食材をたっぷり用意しておきましょう。買い物は3日間プログラムをやり遂げるためにも大切な最初のステップ。成功させるためにも、買い忘れがないようにチェックして。

● POINT 1 ●

新鮮な野菜と果物を選んで

美肌プログラムで欠かせない食材といえば、野菜と果物。皮ごとすりおろしたり、搾ったりする美肌シェイク用にできるだけ無農薬、無肥料のものを選びましょう。そして、とにかく鮮度のいいものを選ぶこと。購入したあとは、野菜や果物がしなびることのないように適切に保存をして鮮度を保つ工夫を。

● POINT 2 ●

なるべく食品添加物を使っていないものを

食品は無添加のものを選ぶのが基本。食品添加物は、酵素の働きを阻害したり、酵素自体を変性させて発がん性を高めるので、買わないようにします。美肌シェイクに欠かせないはちみつも、食品添加物が含まれるものも多いので、買うときは純正のものを選んで。

● POINT 3 ●

ナッツやドライフルーツなども常備して

おなかがすいたときに、白砂糖を使ったお菓子やスナック菓子に手が伸びないように、美肌に効果のあるくるみやアーモンドなどのナッツ、プルーンやマンゴーなどのドライフルーツを買い置きしておきましょう。ただし、果物や野菜の種には酵素抑制物質があるので、かぼちゃの種などは避けましょう。

3日間プログラムのための買い物リスト

CHECK

果物
- ☐ りんご
- ☐ いちご
- ☐ キウイフルーツ
- ☐ アボカド
- ☐ レモン

野菜
- ☐ しょうが
- ☐ セロリ
- ☐ にんじん
- ☐ キャベツ
- ☐ 大根
- ☐ スプラウト
- ☐ プチトマト
- ☐ にんにく
- ☐ 山いも
- ☐ オクラ
- ☐ モロヘイヤ
- ☐ 長ねぎ
- ☐ 玉ねぎ
- ☐ なす

食品
- ☐ 納豆
- ☐ めかぶ
- ☐ 昆布
- ☐ 刻みのり
- ☐ 梅干し
- ☐ 赤唐辛子
- ☐ プレーンヨーグルト
- ☐ ドライフルーツ、ナッツ

調味料
- ☐ ごま油
- ☐ しょうゆ
- ☐ 酢
- ☐ フラックスオイル
- ☐ カレー粉
- ☐ 塩
- ☐ ラカントシロップ ※
- ☐ こしょう
- ☐ 黒酢
- ☐ 生みそ
- ☐ はちみつ

※「羅漢果」から抽出した高純度エキスと、ワインやきのこなどに含まれる甘味成分エリスリトールでできた自然甘味料。

おすすめレシピ

3日間プログラムでぜひ試してほしい、鶴見先生おすすめのスペシャル美肌シェイクをご紹介します。

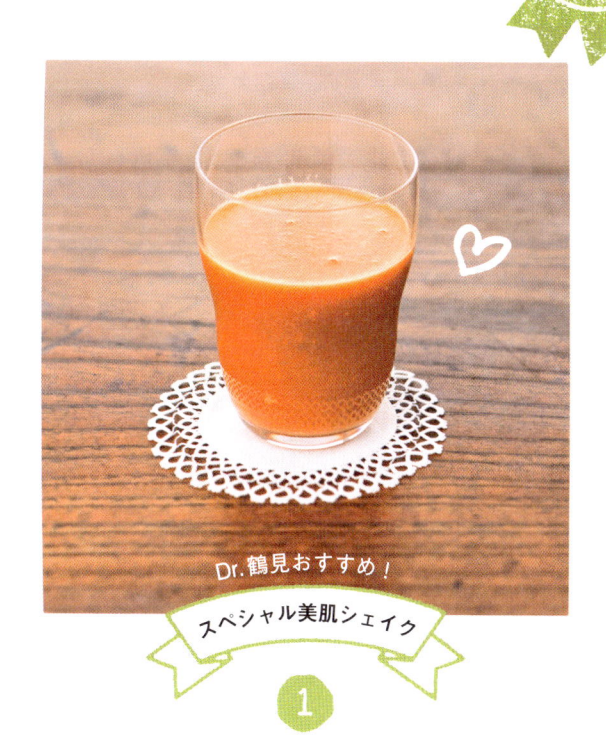

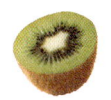

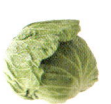

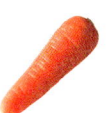

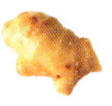

Dr.鶴見おすすめ！
スペシャル美肌シェイク

①

キウイフルーツ　キャベツ　にんじん　しょうが

キウイフルーツに含まれる豊富なビタミンCとキャベツに含まれるイソチオシアネート、にんじんに含まれるβカロテンがたっぷりで、シミ、たるみ、くすみなどを劇的改善してくれます！

材料		ジューサー	ミキサー
キウイフルーツ		300g (大3個)	150g (大1と1/2個)
キャベツ		100g (大2枚)	50g (大1枚)
にんじん		150g (中1本)	75g (中1/2本)
A	はちみつ	ー	小さじ1
	おろししょうが	小さじ1/2	小さじ1/2
	水	ー	1/2カップ

ジューサーの場合は、キウイフルーツ、キャベツ、にんじんをジューサーにかけ、Aを加え混ぜる。／ミキサーの場合は、おろししょうが以外の材料を入れて撹拌し、おろししょうがを加え混ぜる。

いよいよスタート!

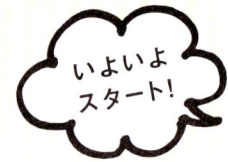

肌の潤いを実感！3日間プログラム

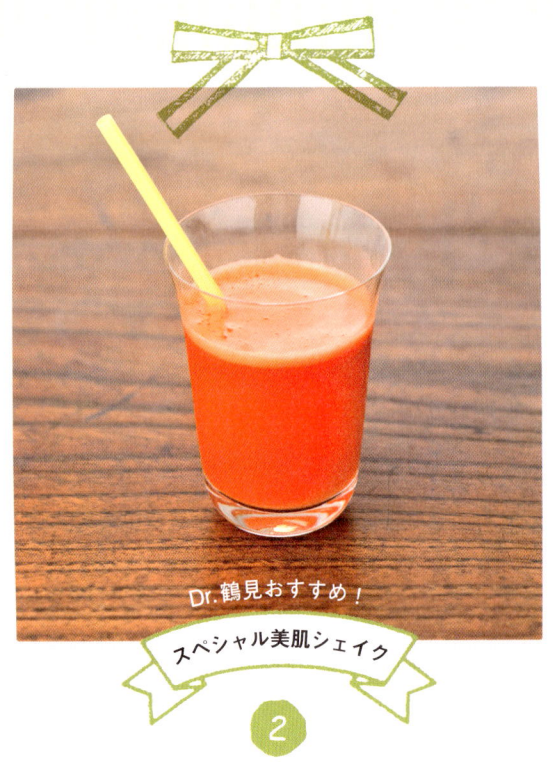

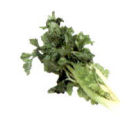

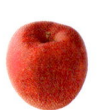

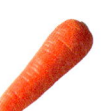

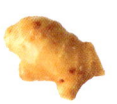

Dr.鶴見おすすめ！
スペシャル美肌シェイク

②

セロリ　りんご　にんじん　しょうが

食物繊維の豊富なセロリとりんごで腸内環境を整え、たまった毒素を排出して、代謝を劇的アップ！ 美肌に欠かせないβカロテンやビタミンCをたっぷり含むにんじんを加えれば、潤い美肌を導きます。

材料		ジューサー	ミキサー
セロリ		50g (1/2本)	25g (1/4本)
りんご		240g (大1個)	120g (大1/2個)
にんじん		150g (中1本)	75g (中1/2本)
A	はちみつ	−	小さじ1
	おろししょうが	小さじ1/2	小さじ1/2
	水	−	1/2カップ

ジューサーの場合は、セロリ、りんご、にんじんをジューサーにかけ、Aを加え混ぜる。／ミキサーの場合は、おろししょうが以外の材料を入れて撹拌し、おろししょうがを加え混ぜる。

3日間プログラム！
これだけ作って食べるだけ！

美肌になるための、3日間プログラムでは、2種類のスペシャル美肌シェイクの他に、ここで紹介する6つのスーパー酵素食を作って食べるだけ。3後には見違える潤い肌に出合えるはず！

3 アボカド納豆サラダ

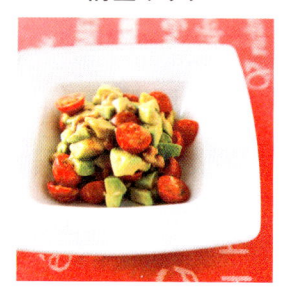

材料（2人分）

アボカド		1個
プチトマト		10個
納豆		1パック
A	フラックスオイル	小さじ2
	レモン搾り汁	小さじ2
	カレー粉	小さじ1/4
	おろしにんにく	小さじ1/4
	塩	小さじ1/4
	しょうゆ	小さじ1
	ラカントシロップ	小さじ1/2
	こしょう	少々

❶ アボカドは種と皮を取り除いて2cm角に切り、プチトマトはヘタを取って半分に切る。

❷ ボウルに1、納豆を入れ、合わせたAを加えてあえる。

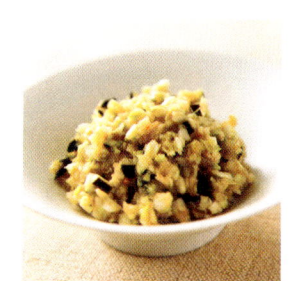

2 発酵野菜

材料（作りやすい分量）

キャベツ		1/4個
なす		1本
玉ねぎ		1/2個
A	生みそ	大さじ1
	黒酢	大さじ3
B	梅肉	2個分
	しょうゆ	小さじ3
フラックスオイル		大さじ1/2

❶ 野菜をみじん切りにする。なるべく細かく切るようにする。

❷ よく混ぜ合わせたA、梅肉を細かく刻んでしょうゆでよく溶いたBをよく混ぜ合わせる。

❸ 1を2のドレッシングと混ぜて、よくもんでから重しをする。

❹ 30分から2時間、常温で放置したあと、重しをはずし、冷蔵庫で1～16時間寝かす。※1～4日くらいおいてもOK。

❺ 冷蔵庫から出し、適量をお皿に盛りつけ、フラックスオイルをかけて食べる。（※2）

1 ネバネバごちゃ混ぜ

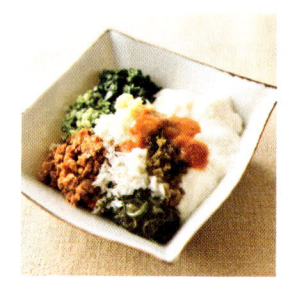

材料（2人分）

山いも（※1）	10～15cm
納豆	30g
オクラ・モロヘイヤ・めかぶ	各少々
長ねぎ	8～10cm
玉ねぎ	1/4個
昆布	5～7cm
にんにく	2～3片
しょうが	3cm程度
黒酢・生みそ・しょうゆ	各適量

❶ 山いもをすりおろす。納豆は包丁で叩き、ひき割りにする。

❷ オクラ、モロヘイヤ、ねぎ、玉ねぎ、水で戻した昆布、めかぶをみじん切りにする。にんにくとしょうがはすりおろす。納豆はよくかき混ぜる。

❸ おろした山いもに納豆、調味料以外の材料を入れ、よくかき混ぜる。納豆を混ぜ、みそを黒酢に溶いたもの（酢みそ）をかけて食べる。好みによって、しょうゆと黒酢で食べてもいい。

6 スーパー黒酢茶

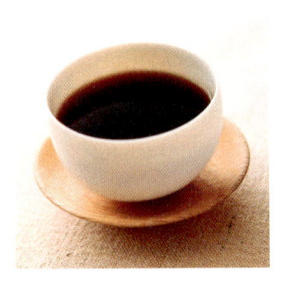

材料（作りやすい分量）

黒酢	1本 (700ml)
梅干し	1〜2個
昆布	6g
赤唐辛子	3本
しょうが	30g

❶ 広口のガラスのビンの中に黒酢、梅干し、昆布、赤唐辛子、しょうが（適当な大きさに切る）を入れて、1〜2日つけ置きする。
❷ 飲むときは、スーパー黒酢茶10〜15mlを、100mlの熱湯で割って飲む。1カ月ほど保存可能。

5 スーパーヨーグルト

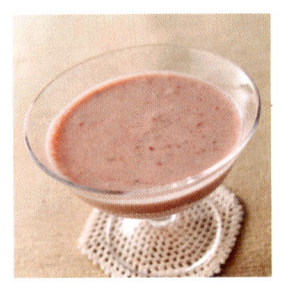

材料（作りやすい分量）

プレーンヨーグルト	1パック (450g)
果物1種類 りんご・柿・梨・いちご・メロン・バナナ・マンゴーなど	ヨーグルトの半量から同量程度

❶ 果物はすりおろすか、小さく切り刻む。
❷ ヨーグルトに①を入れ、よくかき混ぜる。保存容器に入れ蓋をして、常温で6〜14時間おく。
❸ 冷蔵庫で冷やし、1日1カップを目安に2〜3日で食べ切る。

4 大根とスプラウトのサラダ

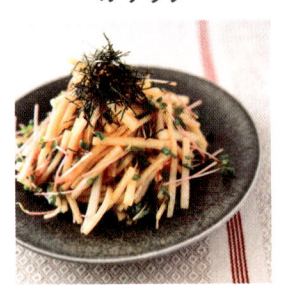

材料（2人分）

大根	200g
スプラウト（ラディッシュなど）	1パック
ごま油	大さじ1
A しょうゆ	大さじ1
酢	大さじ1
刻みのり	適量

❶ 大根は細切り、スプラウトは根を切り落とす。
❷ ボウルに①を入れ、合わせたAを加えてあえ、器に盛り、刻みのりを散らす。

※1 自然薯がベスト。長いもか大和いもでもOK。
※2 漬け込む野菜は白菜、大根、セロリ、にんじんなどでもOK。新鮮な生野菜といっしょに食べるとなおよい。旬なものを選ぶのがコツ。フラックスオイルは体によいαリノレン酸が豊富です。

3日間プログラム
1日目

さあ、しっかりと準備が整ったら、早速3日間プログラムのスタートです。美肌シェイクと超発酵食を食べながら、3日間を過ごしましょう。より効果を実感するために、一日の過ごし方もマスターして。

スペシャル美肌シェイクと超発酵食を食べるだけ！

まずは、一日の過ごし方をおさらい。体の毒素を出し切り、排泄の時間帯にあたる朝の4～12時の時間帯は、消化に負担のかかるものを食べるのはNG。酵素たっぷりの生野菜や果物を使ったスペシャル美肌シェイクを

スーパー黒酢茶を飲む
P45

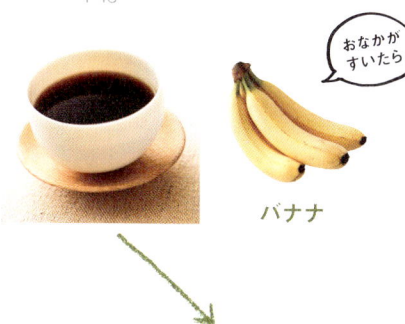

バナナ
（おなかがすいたら）

ウォーキングなど有酸素運動
通学、通勤の時間帯に、ひと駅分多く歩いても効果的。散歩するときも30分以上は歩くようにしましょう。

起床

13:00　12:00　11:00　10:00　9:00　8:00　7:00　6:00　5:00

昼ごはん

そば
おろしやとろろなど

ネバネバごちゃ混ぜ
P44

昼ごはんは、正午を過ぎてから。冷たいおろしそばやとろろそばがベスト。ネバネバごちゃ混ぜは前の日に作っておき、添えて食べましょう。

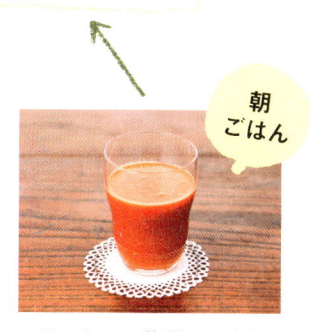

朝ごはん

スペシャル美肌シェイク
P42 ①、または P43 ②

早起きした朝は、まずは良質の水をゆっくりと飲み、6:00～8:00ぐらいの間にP42-43のスペシャル美肌シェイクを作って、ゆっくり噛むように飲みましょう。

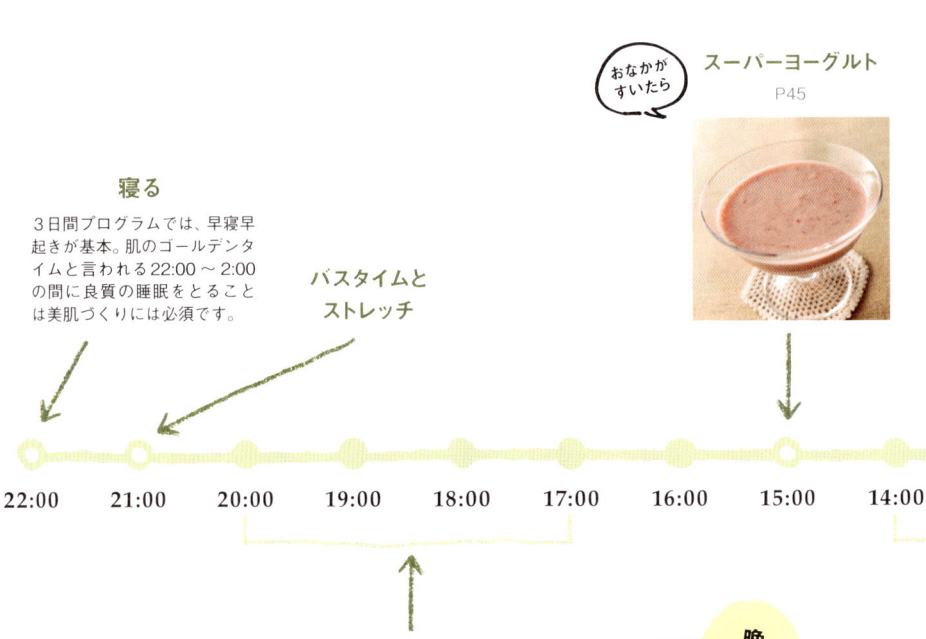

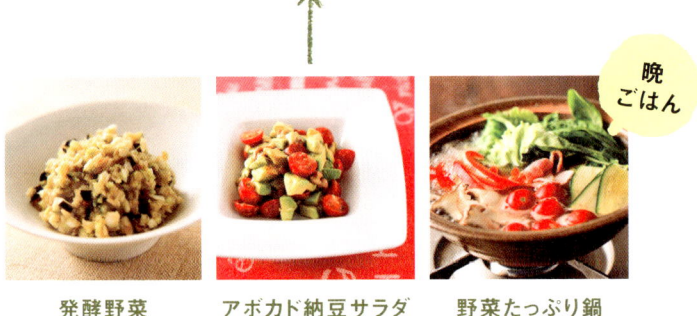

飲みましょう。お昼前におなかがすいてきたら、スーパー黒酢茶やバナナなどでおなかを満たします。次に12〜20時までは栄養補給と消化の時間なので、この時間帯に、昼ごはんと夜ごはんを食べましょう。炭水化物やたんぱく質はこの時間帯に食べるのがベストです。酵素たっぷりの大根おろしやとろろそばをメインに、超酵素食を組み合わせましょう。おやつの時間にはスーパーヨーグルトを食べて。夜ごはんは野菜9：肉、魚1の鍋料理と超発酵食を組み合わせて食べましょう。夜ごはんは栄養補給と消化の時間の20時までに終わらせるのがポイント。遅くても22時には寝るようにすれば、つやつや美肌になること間違いなしです。

スーパーヨーグルト
P45

おなかが
すいたら

寝る
3日間プログラムでは、早寝早起きが基本。肌のゴールデンタイムと言われる22:00〜2:00の間に良質の睡眠をとることは美肌づくりには必須です。

バスタイムとストレッチ

22:00　21:00　20:00　19:00　18:00　17:00　16:00　15:00　14:00

晩ごはん

発酵野菜
P44

アボカド納豆サラダ
P44

野菜たっぷり鍋
野菜9：肉、魚1

夜ごはんは遅くても20:00までには食べ終わりましょう。野菜たっぷりの鍋と超発酵食を一緒に食べて。ごはんが食べたいときは雑穀ごはんがおすすめ。

肌の潤いを少しずつ実感。
1日目と同じような食生活を過ごして

　3日間プログラム1日目を終えて、2日目の朝は、肌の潤いを実感できる人もいるでしょう。2日目も1日目と同様に早寝早起き、適度な有酸素運動、寝る前のストレッチなどを実践しながら、同じように朝はスペシャル美肌シェイクを飲み、昼、夜は同様に超酵素食を食べましょう。間食もスーパー黒酢茶とスーパーヨーグルトで完ペキ。

> **3日間プログラム**
>
> # 2日目
>
> 美肌をつくる3日間プログラムも2日目。1日目を実践してどうでしたか？ 今すぐには効果があらわれなくても、確実に体の中で変化が起こっています。今日も肌にいい生活を送りましょう。

朝ごはん　6:00~8:00

1日目に飲んだ美肌シェイクと同じものでもいいし、もう一つのシェイクを試してもOK。良質の水をゆっくり飲んでから、美肌シェイクを飲んで。

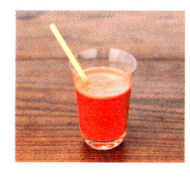

スペシャル美肌シェイク

昼ごはん　12:00~14:00

お蕎麦屋さんで食べてもOK。その場合は、ネバネバごちゃ混ぜなどをタッパーに入れて間食として食べましょう。

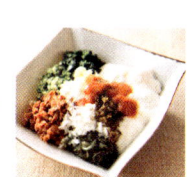

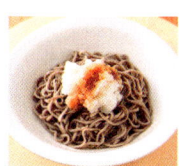

ネバネバごちゃ混ぜ　**そば**

晩ごはん　17:00~20:00

鍋は1日目と同じものでも、食材を変えても。美肌に効果的な野菜をセレクトしてたっぷり食べましょう。サラダも酵素たっぷりのメニューを食べて。

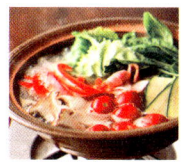

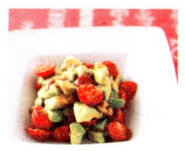

野菜たっぷり鍋　**アボカド納豆サラダ**　**大根とスプラウトのサラダ**

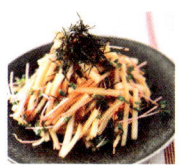

間食

スーパー黒酢茶とスーパーヨーグルトは、作り置きをしているので、3日間に分けておいしくいただいて。肌が喜ぶこと間違いなし。

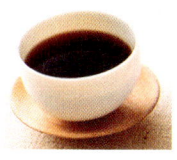

スーパー黒酢茶　**スーパーヨーグルト**

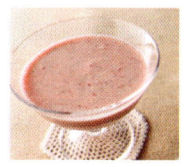

肌が生まれ変わってしっとり！
これを続ければ、美肌を手に入れられる！

　3日間プログラムも最終日を迎えると、食習慣や一日の過ごし方にも慣れてきて、体の変化も少しずつ実感できるはず。3日間を無事終えたら、ここでもとの生活に戻すのではなく、この生活を続けていく努力を続けましょう。酵素を摂ることで、体内にたまった毒素も排出されるので、自然にやせられます。

3日間プログラム
3日目

3日間プログラム最終日です。肌のしっとりとした実感が得られたらしめたもの。さあ、あと1日、美肌を手に入れるために、気を抜かずがんばりましょう。

朝ごはん 6:00〜8:00

3日目も引き続き、スペシャル美肌シェイクを飲んで。しょうがの量は好みで多めに入れてもOK。

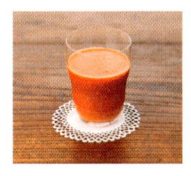

スペシャル美肌シェイク

昼ごはん 12:00〜14:00

3日目もおそばメニューがおすすめ。生のカットフルーツを先に食べると、より酵素をたっぷり補給できます。

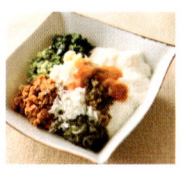

ネバネバごちゃ混ぜ　　そば

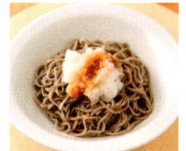

晩ごはん 17:00〜20:00

夜は基本的に鍋料理で野菜をたっぷりと。鍋料理に飽きたら、刺身や焼き魚に変えてもOK。

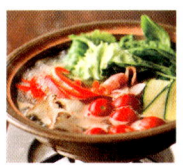

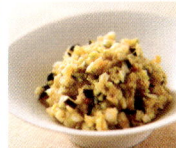

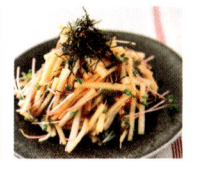

野菜たっぷり鍋　　発酵野菜　　大根とスプラウトのサラダ

間食

3日目もおやつ代わりにスーパー黒酢茶とスーパーヨーグルトを。他にはバナナやドライフルーツ、ナッツ類がおすすめ。

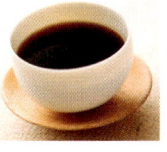

スーパー黒酢茶　　スーパーヨーグルト

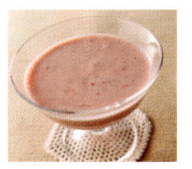

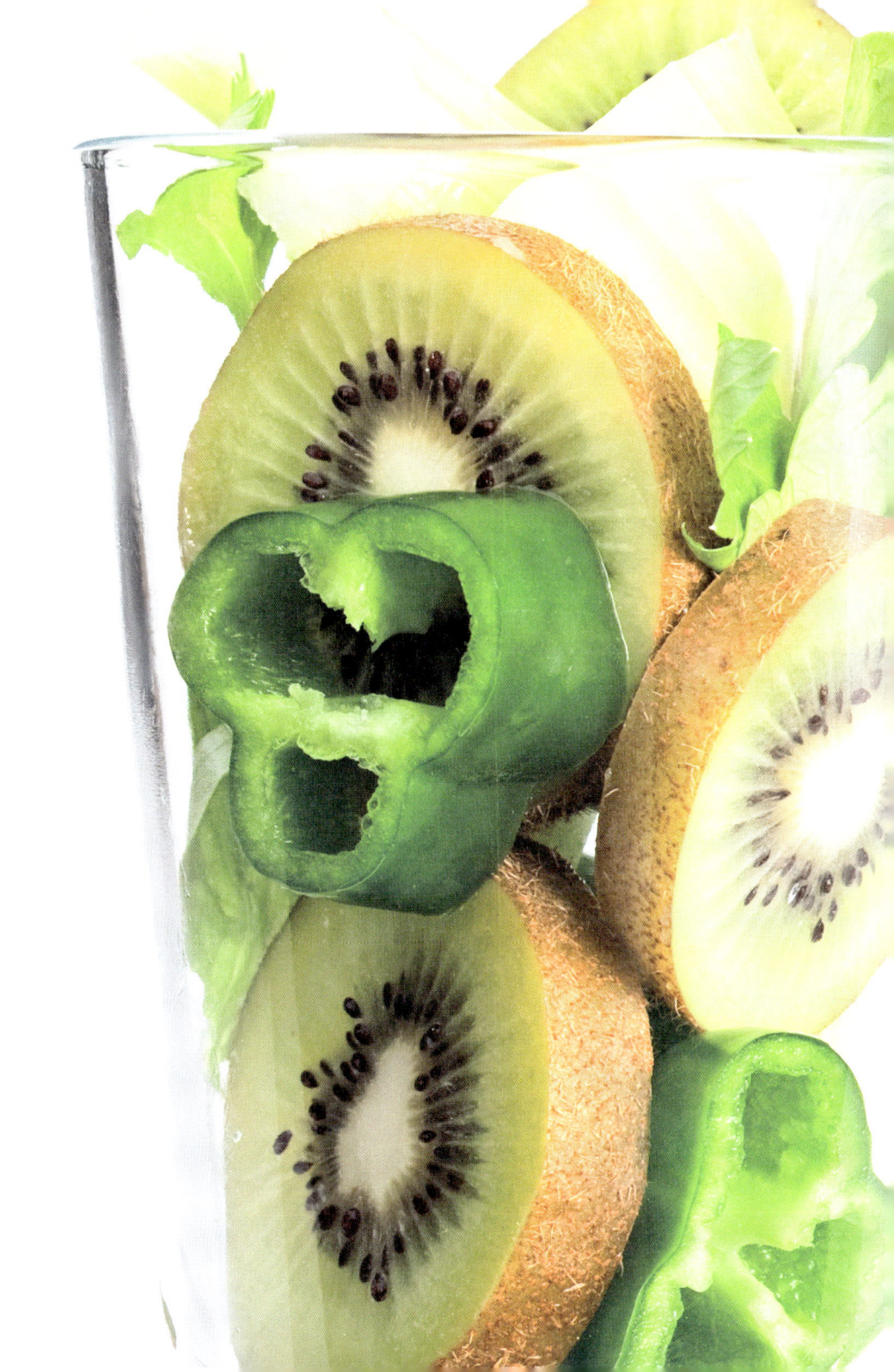

PART.3

毎日飲みたい！
春夏秋冬、美肌シェイク

3日間プログラムを実践できたら、あとは応用！
旬の食材は一番栄養価が高いから、
季節ごとに自分好みのフルーツや野菜を使った
美肌シェイクを作りましょう！

> 基本の美肌シェイク

低速ジューサーで作る

低速圧搾ジューサーで作る基本のシェイク。洗い方と種の取り方のポイントをおさえましょう。

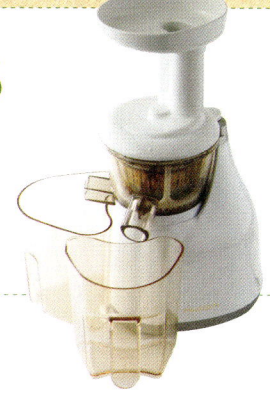

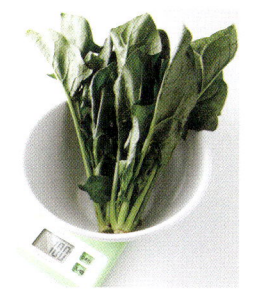

2 量る

デジタルスケールで量る
材料にg表示されているものは、はかりで重量を量ります。豆乳などの液体は計量カップを使います。

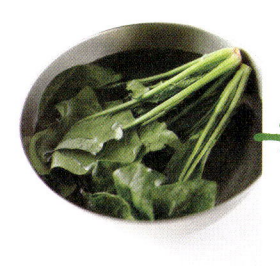

1 洗う

葉ものは水にさらす
葉ものは、根の泥を丁寧に落としてからつけおき。パセリもつけおきして流水で洗い流します。

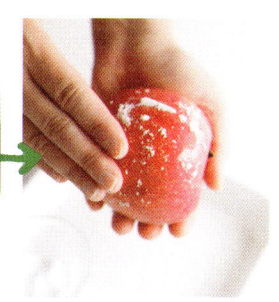

皮ごとの場合はこすり洗い
りんごなど固い皮があるものは、ためた水につけおきしてから、重曹を使ってよくこすり洗いをします。

3 切る

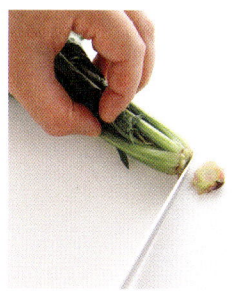

野菜の下ごしらえをする
葉野菜は根元を切る、ヘタ、種をとるなどの下ごしらえをします（P58～61）。

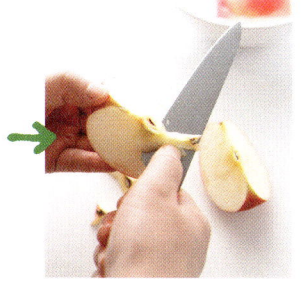

果物の下ごしらえをする
種は酵素抑制物質があるので、必ず取り除くことが鉄則。皮はそのままのものと取り除く場合があるので要チェック（P56～57）。

How to use Juicer

5 注ぐ

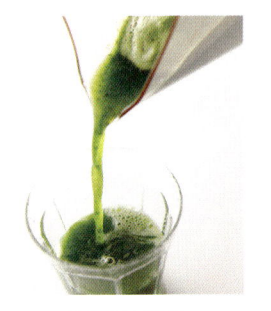

グラスに注ぐ
材料を搾りきったら、スイッチを止め、搾り汁をマドラーで混ぜて、グラスに注ぎます。

4 ジューサーにかける

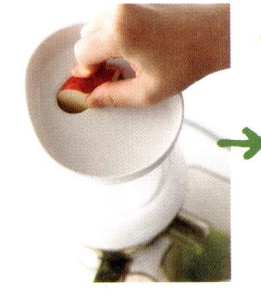

材料を軟→固の順に入れる
ジューサーをセットしてスイッチを入れ、材料を入れます。やわらかいもの→固いものの順番で入れます。

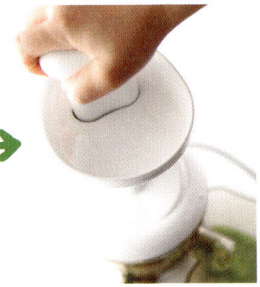

バーで押し込んで
食材が入りにくいときは、付属のバーを使って押し込むようにするとスムーズに搾れます。

7 搾り汁に混ぜる

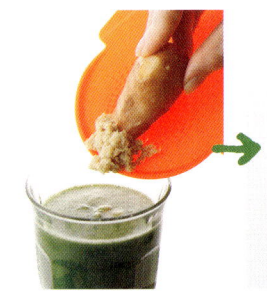

しょうがのすりおろしを加える
すりおろしてからそのまま放置しておくと、酸化してしまい、酵素も激減することに。すぐに搾り汁に加えましょう。

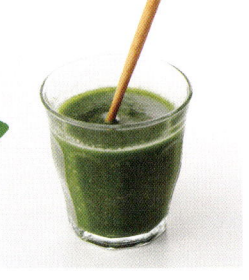

よく混ぜ合わせる
このタイミングで豆乳やはちみつなどを加える。マドラーなどで全体的によく混ぜ合わせて、美肌シェイクの完成！

6 しょうがをすりおろす

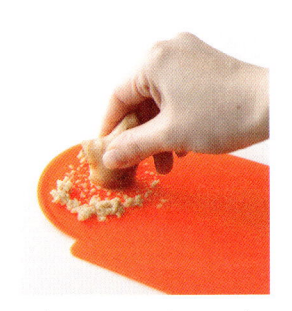

皮つきのまますりおろす
しょうがは皮つきのままよく洗い、しょうがおろしカッティングボードのおろし刃を使ってすりおろします（小さじ1/2～1程度）。

> 基本の
> 美肌シェイク

ミキサーで作る

バナナやアボカドをベースにした
シェイクを作るなら、ミキサーを使いましょう。
しょうがは最後に加えて。

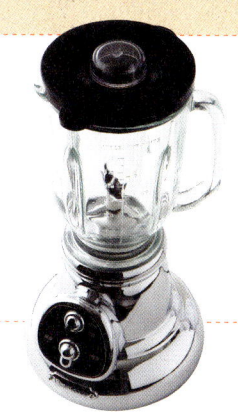

2 ミキサーに入れる

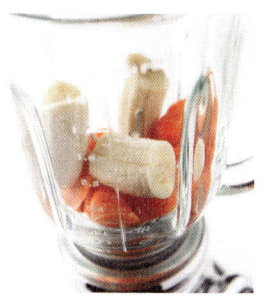

固→軟の順に重ねる

ミキサーの刃は下にあるので、一番下に固いものを入れ、その上にやわらかいものを順に入れます。

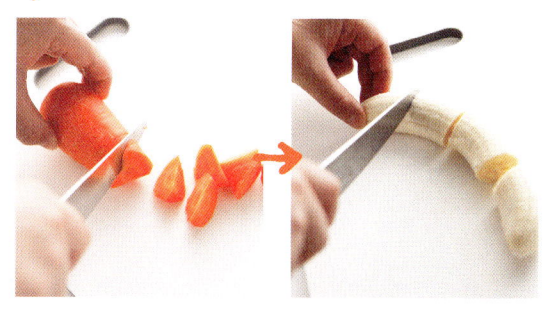

1 洗う＆量る＆切る

ミキサーの場合は細かく切る

材料の重量を量り、野菜や果物は下ごしらえをして（P56～61）粉砕しやすい大きさに細かく切る。

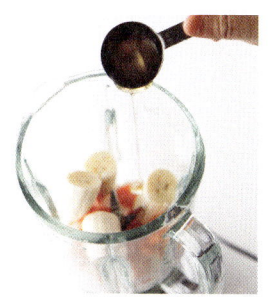

4 はちみつを加える

甘みはスイッチを入れる前に

はちみつもスイッチを入れる前に加えます。そうすることで全体にまんべんなく混ざります。

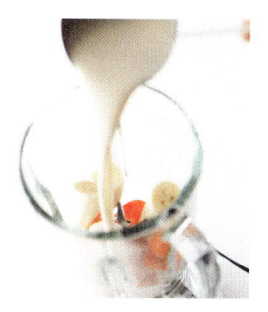

3 液体を注ぐ

豆乳と水を注ぐ

ミキサーを回す前に、豆乳や水を注ぎます。これは、液体と一緒に回したほうが刃がスムーズに回るためです。

How to use Mixer

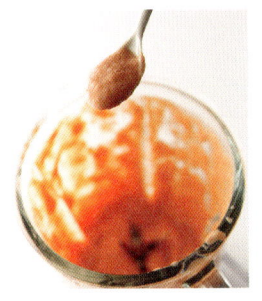

6 蓋を開けて味見して

味が足りなければ調節を
全体にさらっとした液状になったら、スイッチを止め、味見タイム。物足りなければ、甘みを足して調節を。

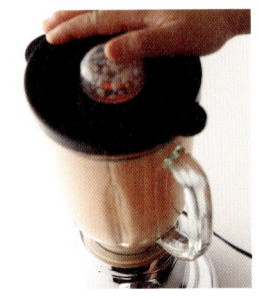

5 ミキサーを回す

蓋を押さえて、一気に回す
ミキサーを回すときは、蓋を押さえながらがコツ。ゆるいと蓋がはずれてしまう可能性があるので気をつけて！

8 シェイクに混ぜる

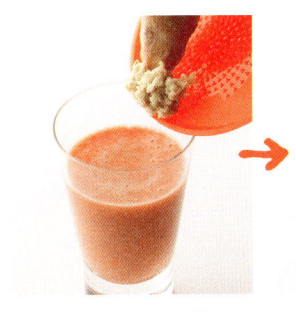

しょうがのすりおろしを加える
すりおろしてからそのまま放置しておくと、酸化してしまい、酵素も激減することに。すぐにシェイクに加えましょう。

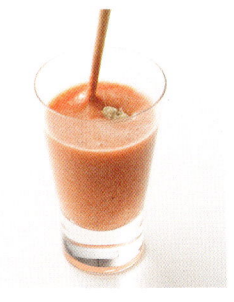

よく混ぜ合わせる
マドラーなどで全体的によく混ぜ合わせて、美肌シェイクの完成！

7 しょうがをすりおろす

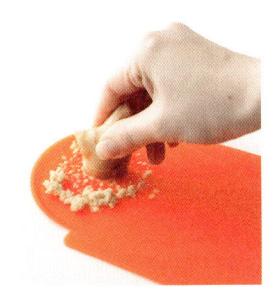

皮つきのまますりおろす
しょうがは皮つきのままよく洗い、しょうがおろしカッティングボードのおろし刃を使ってすりおろします（小さじ1/2〜1程度）。

> 基本の
> 美肌シェイク

果物の下ごしらえ

果物の皮のむき方や種のとり方を
マスターしましょう。果物によっては、
皮をむかないものもあるので、
ここで紹介する下ごしらえを参考に。

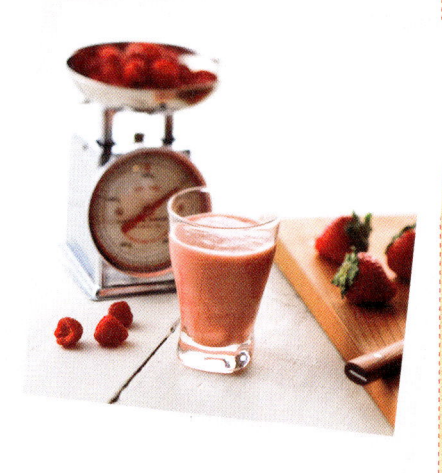

メロン

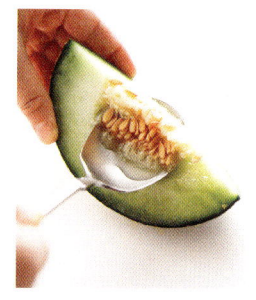

4等分に切ったメロンは、スプーンで種を取り除く。種が残らないように丁寧に。

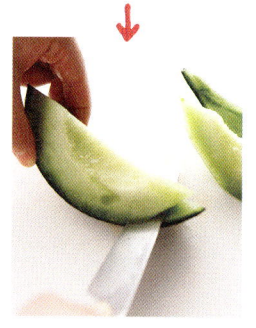

↓

さらに縦半分に切り、包丁を実と皮の間に入れて、包丁を進め、皮を切り離す。

オレンジ

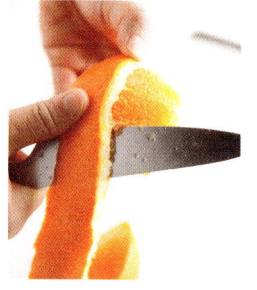

オレンジを片手に持ち、りんごの皮をむく要領で、皮と薄皮を一緒にむく。

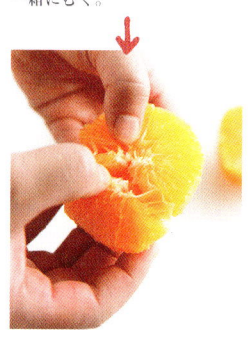

↓

横半分に切り、種があったら取り除く。房ごとに割きながら、種を念入りに取り除く。

りんご

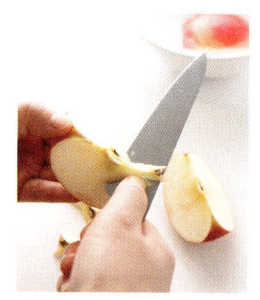

りんごは4～8等分に切り（りんごの大きさによって変える）、芯と種を取り除く。

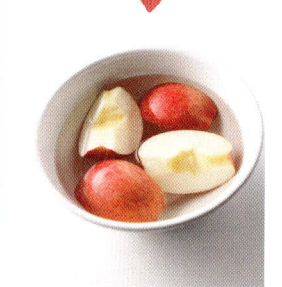

↓

りんごをそのまま放置すると褐変してしまうため、塩水にさらす。皮はむかない。

How to cut or slice

ザクロ

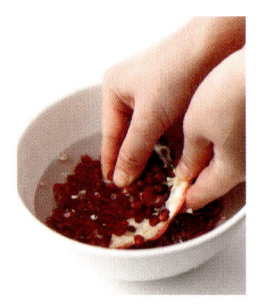

半分に切って水をはったボウルに5分ほどつけて、水の中で実をほぐして皮を取り除きます。

アボカド

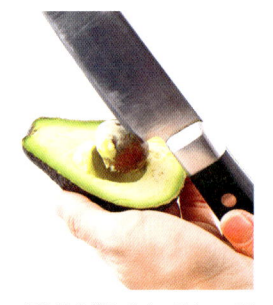

切り目を縦に入れ、ひねって2等分に。包丁の刃元を種に刺し、ひねって取り、皮をむきます。

バナナ

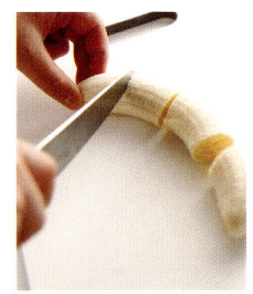

バナナは皮をむき、ヘタに固い部分や黒い部分があれば切り落とす。ひと口大に切る。

マンゴー

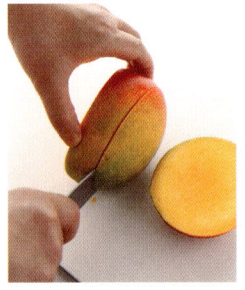

種を避けるようにして、両側を切り落とす。皮をむいて、細長く切る。

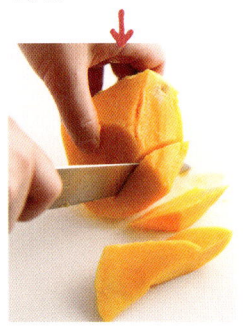

↓

真ん中の種のまわりを切り落として無駄なく使うのがポイント。

パパイヤ

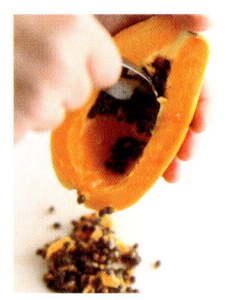

上の部分をカットしてから、縦に2等分し、大きめのスプーンで種を取り除く。

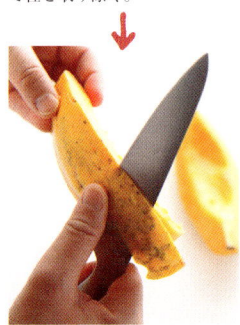

↓

縦8等分にして、皮を包丁で取り除く。細長く切るとジューサーに入れやすい。

キウイフルーツ

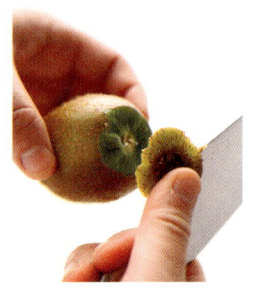

ヘタの部分に包丁を入れ、刃にあたる部分でキウイを回し、皮を押さえながらヘタを抜きます。

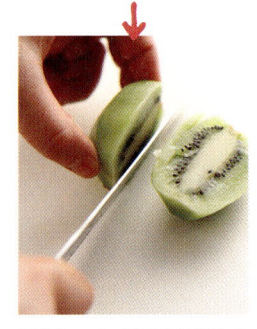

皮をむいて、縦半分に切ります。キウイの大きさによって切る大きさは調整をして。

> 基本の
> 美肌シェイク

野菜の下ごしらえ

野菜の下ごしらえをしっかりと
覚えておきましょう。ジューサーの
口の大きさにあった切り方を
マスターしておくことも大切なポイントです。

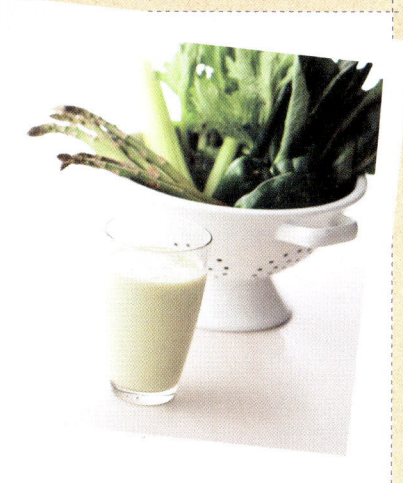

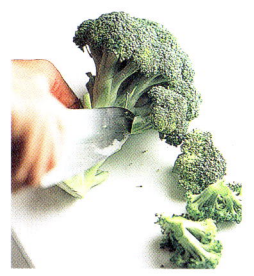

ブロッコリー

ブロッコリーは房の根元に包丁の切っ先を入れて切り離し、塩水にさらしてよく洗う。

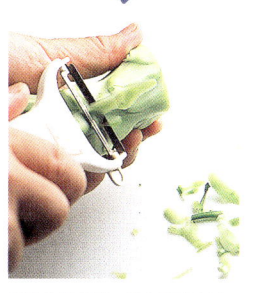

↓

茎は外側の固い皮を包丁やピーラーで取り除き、縦に細長く切ってジューサーにかける。

トマト

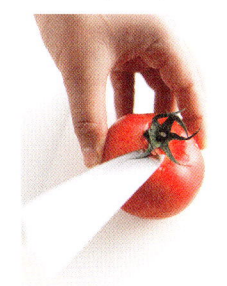

トマトのヘタを包丁の切っ先でくりぬく。ペティナイフでやるとカンタン。

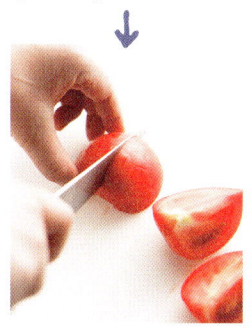

↓

包丁でジューサーの口に入る大きさのくし形に切る。種はそのままでOK。

にんじん

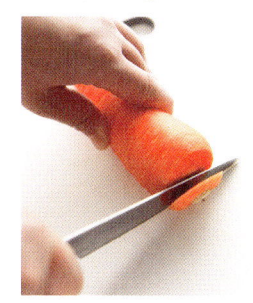

にんじんのヘタの部分の1cmぐらいのところと根元を包丁で切り落とす。

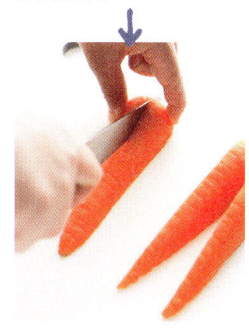

↓

皮ごと縦4等分に切る。皮ごと使うので、無農薬以外のにんじんは重層を使ってよく洗う。

58

How to cut or slice

ゴーヤ

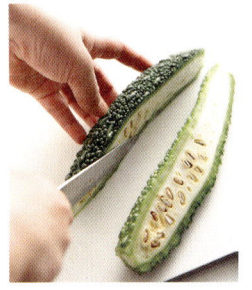

ゴーヤは両端を1cmほど切り落とし、縦半分に切る。

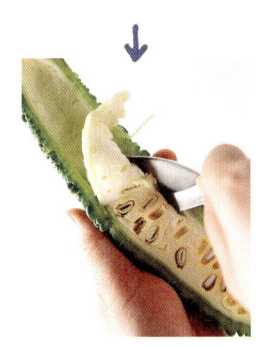

↓

スプーンでワタと種を上から下にむけて、きれいにそぎ取る。

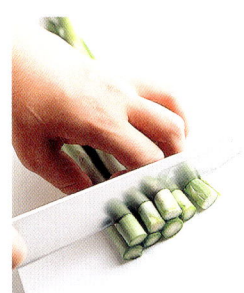

グリーンアスパラガス

アスパラガスの根元の固いところ（根元から2〜3cmのところ）は切り落とす。

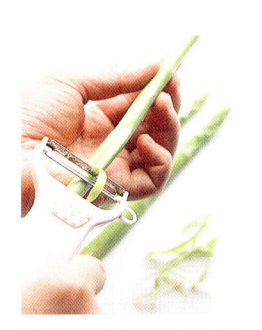

↓

切り落とさなければ、ピーラーで下の固い部分の皮をむく。

カリフラワー

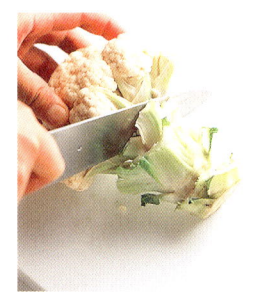

外側の葉を取りはずし、茎と房を切り離す。

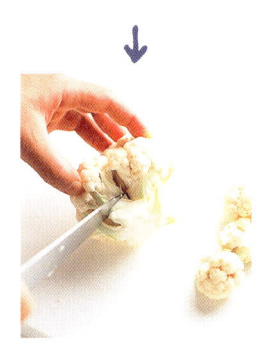

↓

房の根元に包丁の切っ先を入れて切り離す。茎も皮をむき、ジューサーにかけても。

大根

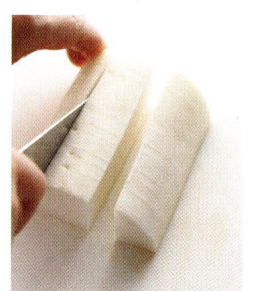

大根1本を3等分にしてひとつを縦に半分に切る。皮ごと縦に3等分する。

青菜

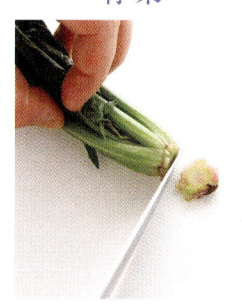

ほうれん草は根元の泥をよく洗ってから根元を切り落とし、何枚かまとめてジューサーへ。

キャベツ

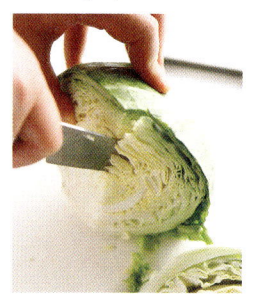

キャベツはジューサーの口に入るぐらいの大きさに切る。

かぶ

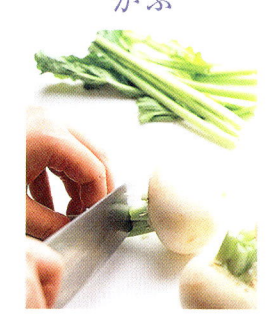

かぶは根元に包丁を入れ、葉と根を切り分ける。根の固いところは取り、縦に2～4等分する。

チンゲン菜

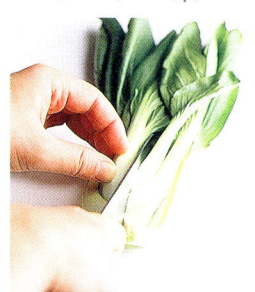

チンゲン菜は、根元を切り落とし、縦半分に切って、数枚まとめてジューサーへ。

白菜

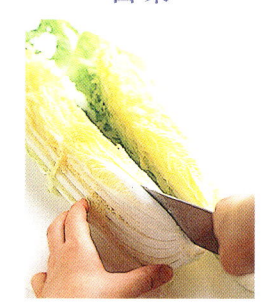

白菜は芯をつけたまま、ジューサーの口に合うように細長く切って。

How to cut or slice

きゅうり

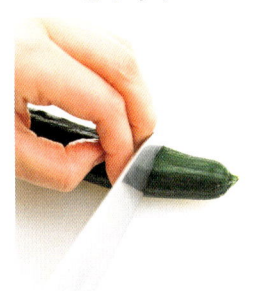

きゅうりはアクの強いヘタの部分を多めに切り落とす。

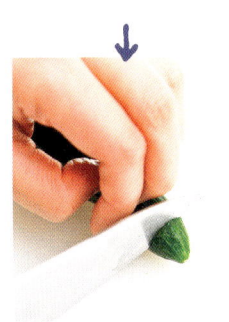

↓

反対の根元の部分も切り落とし、そのままジューサーにかける。

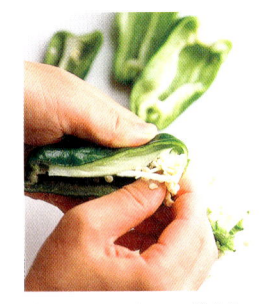

ピーマン・パプリカ

ピーマン、パプリカは縦半分に切り、種とワタを手できれいに取り除く。

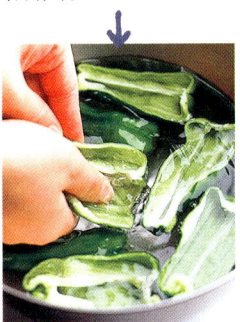

↓

水をたっぷりはったボウルに入れ、ピーマンの内側もしっかりよく洗う。

れんこん

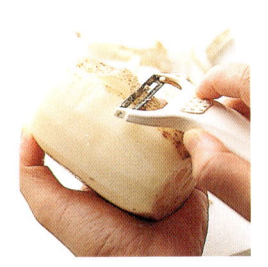

皮の渋みが苦手なら、ピーラーで皮をむいてからジューサーの口に入るくらいの大きさに切る。

セロリ

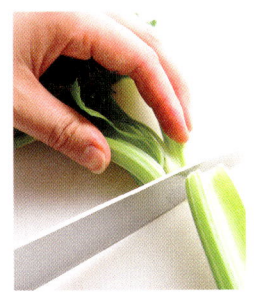

セロリは葉と茎を分けて、ジューサーの口の大きさに合うように縦に3等分する。

春のシェイク
いちご

ビタミンCの王様とも言われるいちご。3粒食べれば、1日の摂取量がまかなえてしまうほどビタミンCが豊富なので、美肌に効果的。シミやくすみ、日焼けのケアにもよく効きます。

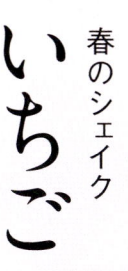

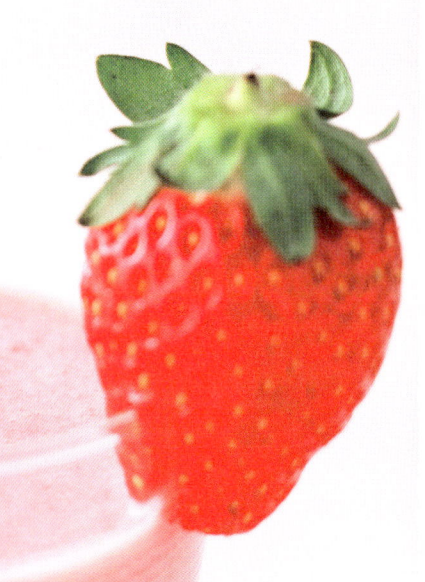

ビタミンCたっぷりのいちごと
相性のよいルチンを含むアスパラガスの
相乗効果でシミとくすみを撃退!

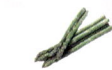

- いちご
- グリーンアスパラガス
- 豆乳
- しょうが

材料		ジューサー	ミキサー
いちご		200g (10粒)	100g (5粒)
グリーンアスパラガス		40g (2本)	20g (1本)
A	豆乳	1/4カップ	1/2カップ
	はちみつ	小さじ1	小さじ2
	おろししょうが	小さじ1/2	小さじ1/2

ジューサーの場合は、いちご、グリーンアスパラガスをジューサーにかけ、Aを加え混ぜる。／ミキサーの場合は、おろししょうが以外の材料を入れて撹拌し、おろししょうがを加え混ぜる。

緑茶に含まれるカテキンは
強力な抗酸化作用を持ち、
シミ、そばかすにも効果的。

いちご　水出し緑茶　しょうが

材料	ジューサー	ミキサー
いちご	200g (10粒)	100g (5粒)
A　水出し緑茶	1/2カップ	1/2カップ
A　おろししょうが	小さじ1/2	小さじ1/2

ジューサーの場合は、いちごをジューサーにかけ、Aを加え混ぜる。／ミキサーの場合は、おろししょうが以外の材料を入れて撹拌し、おろししょうがを加え混ぜる。※水出し緑茶は、緑茶（茶葉）大さじ1を水3/4カップに浸して半日ほどおいて、茶こしでこす。

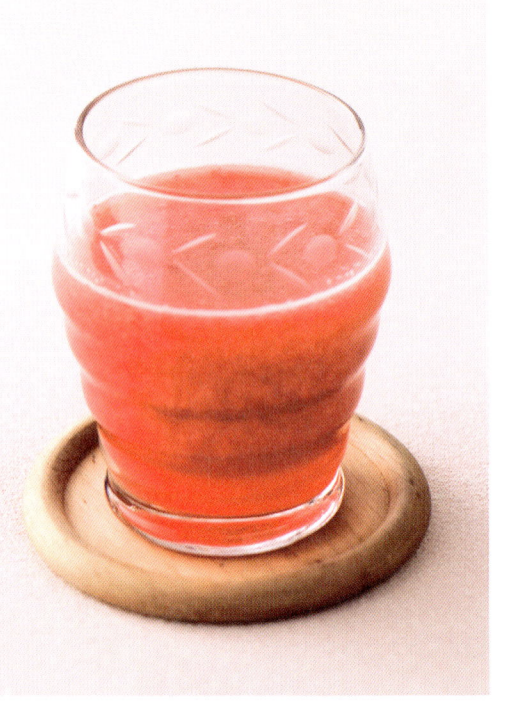

キャベツのデトックス効果と
ヨーグルトで腸をピカピカに！

いちご　キャベツ　プレーンヨーグルト　しょうが

材料	ジューサー	ミキサー
いちご	200g (10粒)	100g (5粒)
キャベツ	60g (小2枚)	30g (小1枚)
A　プレーンヨーグルト	大さじ2	大さじ2
A　はちみつ	小さじ1	小さじ2
A　おろししょうが	小さじ1/2	小さじ1/2
水	−	1/4カップ

ジューサーの場合は、いちご、キャベツをジューサーにかけ、Aを加え混ぜる。／ミキサーの場合は、おろししょうが以外の材料を入れて撹拌し、おろししょうがを加え混ぜる。

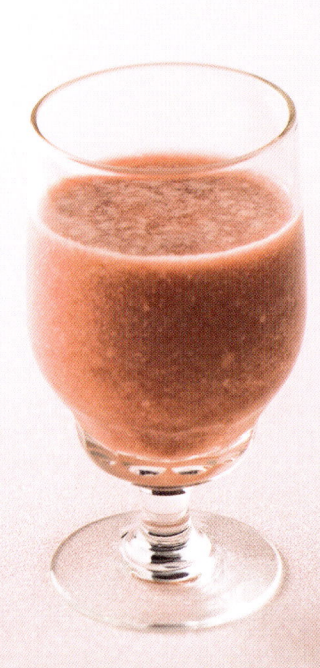

春のシェイク
セロリ

独特な香りには
薬効成分があり、精神安定に。
また、低カロリーでダイエットに、
食物繊維が豊富なのでデトックスにも。
腸内環境を整え、美肌に導きます。
ビタミンCの豊富な
果物と組み合わせておいしく。

**美肌効果の高いビタミンCと
ビタミンEをキウイで補給して!**

セロリ　キウイフルーツ　しょうが

材料		ジューサー	ミキサー
セロリ		150g(1と1/2本)	75g(3/4本)
キウイフルーツ		120g(小2個)	60g(小1個)
A	はちみつ	小さじ2	大さじ1
	おろししょうが	小さじ1/2	小さじ1/2
水		−	1/2カップ

ジューサーの場合は、セロリ、キウイフルーツを
ジューサーにかけ、Aを加え混ぜる。／ミキサーの場
合は、おろししょうが以外の材料を入れて撹拌し、お
ろししょうがを加え混ぜる。

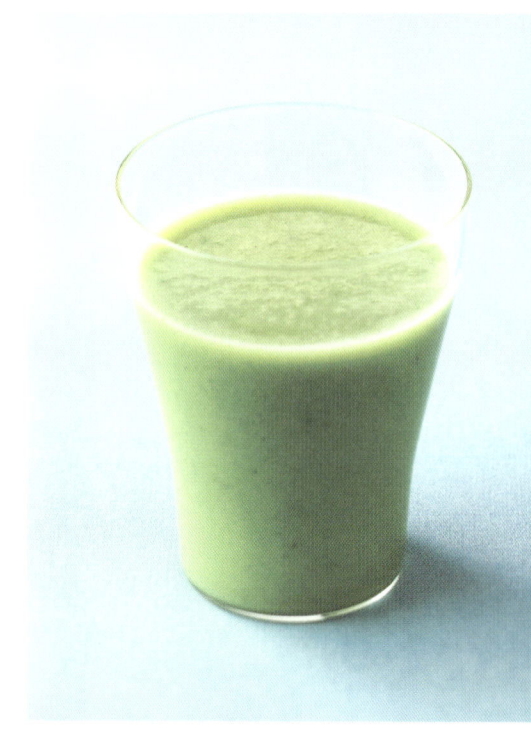

豆乳はイソフラボンが多い上、
美容に欠かせない
ビタミンB群とEが豊富!

セロリ　豆乳　しょうが

材料		ジューサー	ミキサー
セロリ		150g(1と1/2本)	75g(3/4本)
A	豆乳	1/2カップ	1/2カップ
	はちみつ	小さじ2	大さじ1
	おろししょうが	小さじ1/2	小さじ1/2

ジューサーの場合は、セロリをジューサーにかけ、Aを加え混ぜる。／ミキサーの場合は、おろししょうが以外の材料を入れて撹拌し、おろししょうがを加え混ぜる。

食物繊維たっぷりのセロリと
ビタミンC豊富なオレンジで
お肌がプルプル!つやつや!

セロリ　オレンジ　しょうが

材料		ジューサー	ミキサー
セロリ		150g(1と1/2本)	75g(3/4本)
オレンジ		200g(1個)	100g(1/2個)
A	はちみつ	大さじ1	大さじ1と1/2
	おろししょうが	小さじ1/2	小さじ1/2
水		−	1/2カップ

ジューサーの場合は、セロリ、オレンジをジューサーにかけ、Aを加え混ぜる。／ミキサーの場合は、おろししょうが以外の材料を入れて撹拌し、おろししょうがを加え混ぜる。※ミキサーの場合、オレンジは薄皮をむいたほうが口当たりがよくなる。

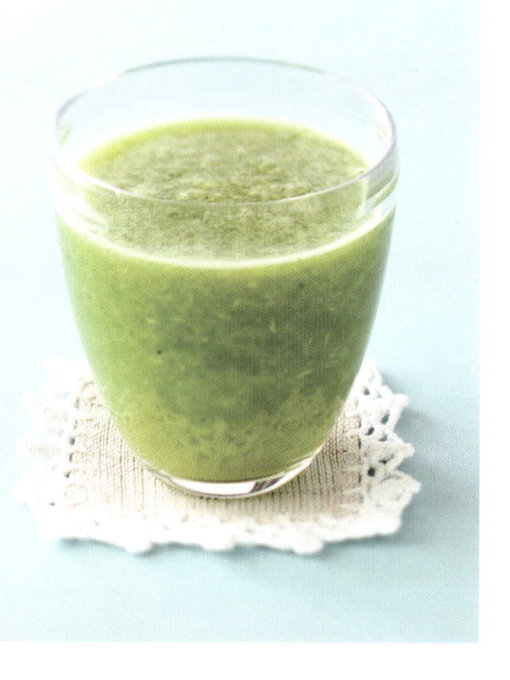

春のシェイク
オレンジ

美肌成分のビタミンC、
老化予防に効果的な葉酸、
むくみを予防するカリウム、
リラックス効果のあるリモネンなど、
アンチエイジング効果の高い
成分がたっぷり含まれています。
朝に飲むと効果的。

新玉ねぎに豊富な
硫化アリルで新陳代謝を高め、
美肌効果は絶大!

オレンジ　新玉ねぎ　レモン　しょうが

材料		ジューサー	ミキサー
オレンジ		200g (1個)	100g (1/2個)
新玉ねぎ		20g (1/8個)	10g (1/16個)
レモン		25g (1/4個)	10g (1/10個)
A	はちみつ	小さじ1	小さじ2
	おろししょうが	小さじ1/2	小さじ1/2
水		−	1/2カップ

ジューサーの場合は、オレンジ、新玉ねぎ、レモンをジューサーにかけ、Aを加え混ぜる。／ミキサーの場合は、おろししょうが以外の材料を入れて撹拌し、おろししょうがを加え混ぜる。※ミキサーの場合、オレンジとレモンは薄皮をむいた方が口当たりがよくなる。

アスパラガスのルチンは
オレンジのビタミンCとの相性バツグン!

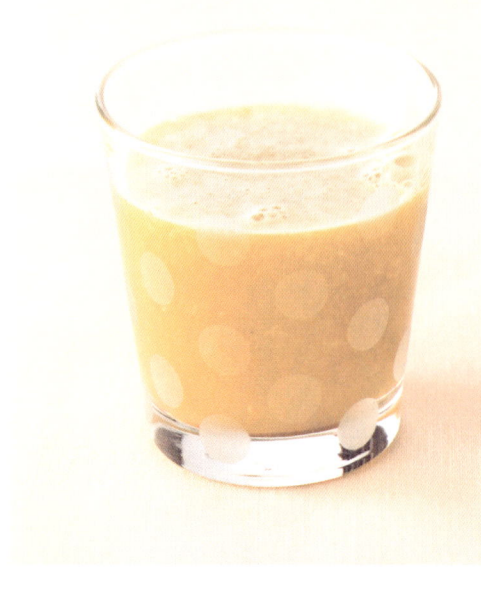

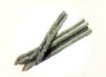

オレンジ　グリーン　しょうが
　　　　アスパラガス

材料		ジューサー	ミキサー
オレンジ		250g (1と1/4個)	125g (5/8個)
グリーンアスパラガス		60g (3本)	30g (1と1/2本)
A	はちみつ	小さじ1	小さじ2
	おろししょうが	小さじ1/2	小さじ1/2
水		−	1/2カップ

ジューサーの場合は、オレンジ、グリーンアスパラガスをジューサーにかけ、Aを加え混ぜる。／ミキサーの場合は、おろししょうが以外の材料を入れて撹拌し、おろししょうがを加え混ぜる。※ミキサーの場合、オレンジは薄皮をむいた方が口当たりがよくなる。

明日葉の強力な抗酸化作用で
セルライトなどの脂肪もきれいに除去!

オレンジ　明日葉　プレーン　しょうが　クミン
　　　　　　　　ヨーグルト

材料		ジューサー	ミキサー
オレンジ		200g (1個)	100g (1/2個)
明日葉		30g (2本)	15g (1本)
A	プレーンヨーグルト	大さじ2	大さじ2
	はちみつ	小さじ1	小さじ2
	おろししょうが	小さじ1/2	小さじ1/2
水		−	1/2カップ
クミン		少々	少々

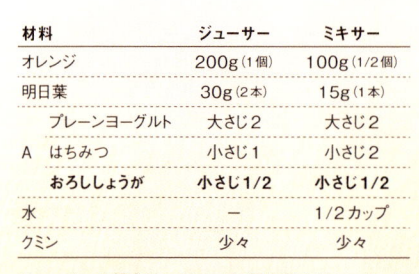

ジューサーの場合は、オレンジ、明日葉をジューサーにかけ、Aを加え混ぜ、クミンをふる。／ミキサーの場合は、おろししょうが、クミン以外の材料を入れて撹拌し、おろししょうがを加え混ぜ、クミンをふる。※ミキサーの場合、オレンジは薄皮をむいた方が口当たりがよくなる。

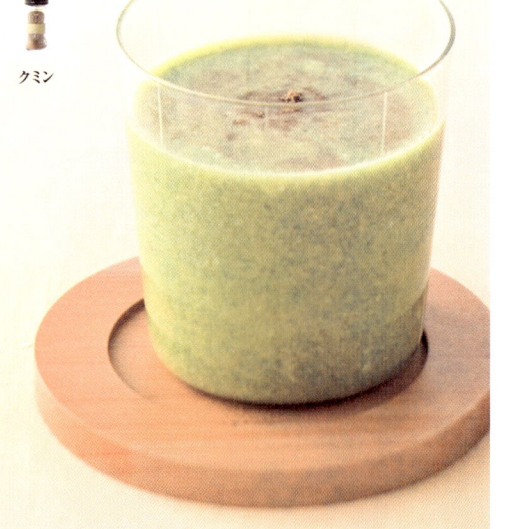

春のシェイク キャベツ

注目成分イソチオシアネートやフラボノイドなどのフィトケミカルがたっぷり。血液をサラサラにして代謝を上げ、ピカピカの美肌へ導きます。

ビタミンCたっぷりの文旦にはメラニン色素の抑制効果アリ！

キャベツ　文旦　しょうが　オリーブオイル

材料		ジューサー	ミキサー
キャベツ		200g (1/6個)	100g (1/12個)
文旦		150g (1/2個)	100g (1/3個)
A	はちみつ	小さじ2	大さじ1
	おろししょうが	小さじ1/2	小さじ1/2
水		−	3/4カップ
オリーブオイル		小さじ1/2	小さじ1/2

ジューサーの場合は、キャベツ、文旦をジューサーにかけ、Aを加え混ぜ、オリーブオイルをたらす。／ミキサーの場合は、おろししょうが、オリーブオイル以外の材料を入れて撹拌し、おろししょうがを加え混ぜ、オリーブオイルをたらす。※ミキサーの場合、文旦は薄皮をむいた方が口当たりがよくなる。

新玉ねぎの硫化アリルとキャベツのイソチオシアネートで血液サラサラ！

キャベツ　新玉ねぎ　レモン　しょうが

材料		ジューサー	ミキサー
キャベツ		200g (1/6個)	100g (1/12個)
新玉ねぎ		20g (1/8個)	10g (1/16個)
レモン		100g (1個)	50g (1/2個)
A	はちみつ	大さじ1	大さじ1と1/2
	おろししょうが	小さじ1/2	小さじ1/2
水		−	3/4カップ

ジューサーの場合は、キャベツ、新玉ねぎ、レモンをジューサーにかけ、Aを加え混ぜる。／ミキサーの場合は、おろししょうが以外の材料を入れて撹拌し、おろししょうがを加え混ぜる。※ミキサーの場合、レモンは薄皮をむいた方が口当たりがよくなる。

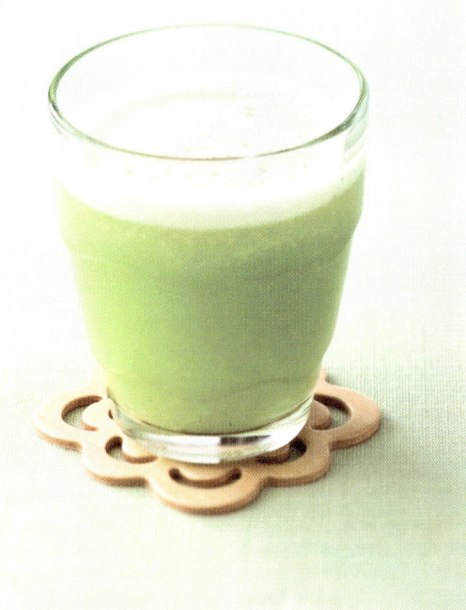

食物繊維の豊富なセロリと腸内環境を整えるヨーグルトで毒素を排出!

キャベツ　セロリ　プレーンヨーグルト　しょうが　カルダモン

材料		ジューサー	ミキサー
キャベツ		200g (1/6個)	100g (1/12個)
セロリ		100g (1本)	50g (1/2本)
A	プレーンヨーグルト	大さじ2	大さじ3
	はちみつ	大さじ1	大さじ1と1/2
	おろししょうが	小さじ1/2	小さじ1/2
水		—	3/4カップ
カルダモン		少々	少々

ジューサーの場合は、キャベツ、セロリをジューサーにかけ、Aを加え混ぜ、カルダモンをふる。／ミキサーの場合は、おろししょうが、カルダモン以外の材料を入れて撹拌し、おろししょうがを加え混ぜ、カルダモンをふる。

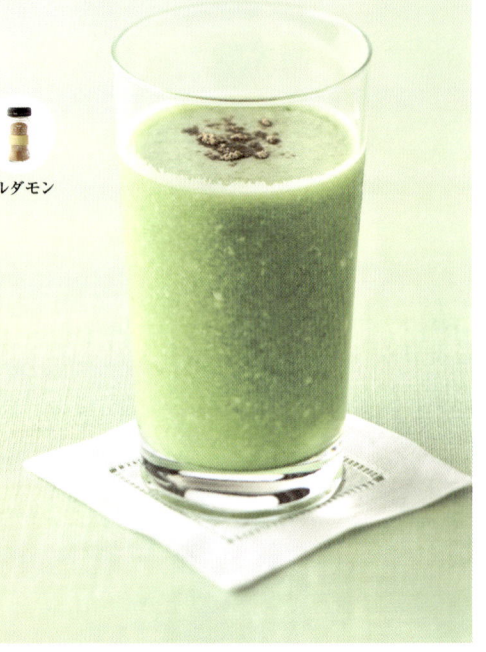

美肌成分のビタミンCとビタミンE豊富なキウイと豆乳のマイルドな美肌ドリンク。

キャベツ　キウイフルーツ　豆乳　しょうが

材料		ジューサー	ミキサー
キャベツ		200g (1/6個)	100g (1/12個)
キウイフルーツ		120g (小2個)	60g (小1個)
A	豆乳	1/2カップ	3/4カップ
	はちみつ	小さじ2	大さじ1
	おろししょうが	小さじ1/2	小さじ1/2

ジューサーの場合は、キャベツ、キウイフルーツをジューサーにかけ、Aを加え混ぜる。／ミキサーの場合は、おろししょうが以外の材料を入れて撹拌し、おろししょうがを加え混ぜる。

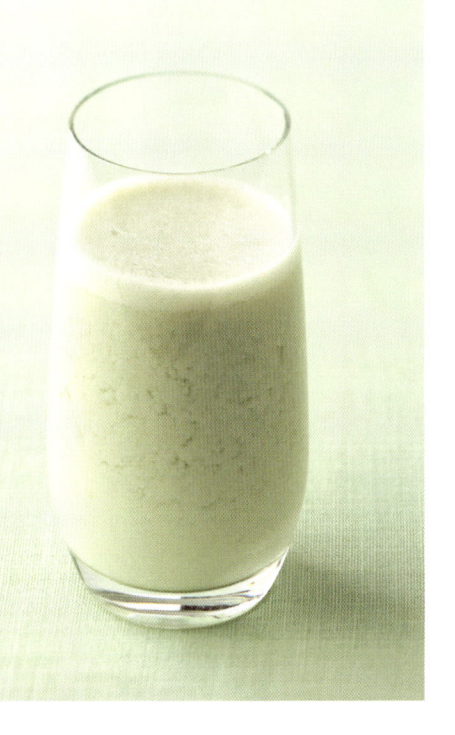

夏のシェイク
トマト

紫外線対策に効果的なのが
トマトの赤い色素成分リコピン。
強力な抗酸化作用を持ち、美白作用やシワ、
たるみから肌を守る美肌作用にも注目!
トマトの美肌シェイクを飲むと朝の紫外線を
効果的にカットしてくれます。

**たっぷりのビタミンCと
リコピンの補給にピッタリ!**

トマト　　グレープ　　しょうが
　　　　　フルーツ

材料		ジューサー	ミキサー
トマト		150g (小1個)	75g (小1/2個)
グレープフルーツ		150g (1/2個)	75g (1/4個)
A	はちみつ	小さじ2	大さじ1
	おろししょうが	小さじ1/2	小さじ1/2
水		−	1/4カップ

ジューサーの場合は、トマト、グレープフルーツを
ジューサーにかけ、Aを加え混ぜる。／ミキサーの場合
は、おろししょうが以外の材料を入れて撹拌し、おろし
しょうがを加え混ぜる。※ミキサーの場合、グレープフ
ルーツは薄皮をむいた方が口当たりがよくなる。

トマト　パイナップル　プレーン　しょうが　ガラムマサラ
　　　　　　　　　　ヨーグルト

材料		ジューサー	ミキサー
トマト		150g (小1個)	75g (小1/2個)
パイナップル		100g (1/5個)	50g (1/10個)
A	プレーンヨーグルト	大さじ2	大さじ3
	おろししょうが	小さじ1/2	小さじ1/2
はちみつ		−	小さじ2
水		−	1/4カップ
ガラムマサラ		少々	少々

ジューサーの場合は、トマト、パイナップルをジューサーにかけ、Aを加え混ぜ、ガラムマサラをふる。／ミキサーの場合は、おろししょうが、ガラムマサラ以外の材料を入れて撹拌し、おろししょうがを加え混ぜ、ガラムマサラをふる。

パイナップルの消化酵素とヨーグルトのデトックス効果で代謝アップ！

ガスパチョ感覚で飲めるサラダ風美肌シェイクを毎日の習慣に。

トマト　きゅうり　レモン　しょうが

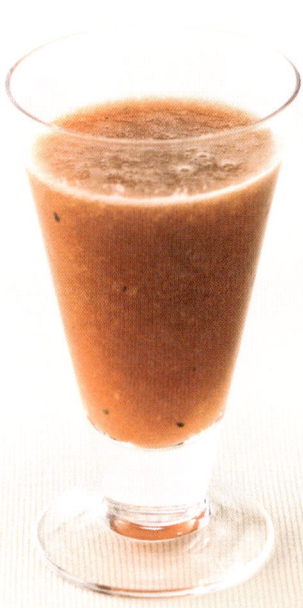

材料		ジューサー	ミキサー
トマト		150g (小1個)	75g (小1/2個)
きゅうり		50g (1/2本)	25g (1/4本)
レモン		50g (1/2個)	25g (1/4個)
A	はちみつ	小さじ2	大さじ1
	おろししょうが	小さじ1/2	小さじ1/2
水		−	1/2カップ

ジューサーの場合は、トマト、きゅうり、レモンをジューサーにかけ、Aを加え混ぜる。／ミキサーの場合は、おろししょうが以外の材料を入れて撹拌し、おろししょうがを加え混ぜる。※ミキサーの場合、レモンは薄皮をむいた方が口当たりがよくなる。

夏のシェイク ブルーベリー

夏の味覚といえばブルーベリー。最近の研究結果では、抗酸化作用がナンバー1ということもわかっています。美しい目と肌を保つために美肌シェイクをたっぷりと。

アントシアニンと食物繊維 ビタミンCでツルツル美肌！

ブルーベリー　新ごぼう　レモン　しょうが

材料		ジューサー	ミキサー
ブルーベリー		200g	100g
新ごぼう		100g (2/3本)	50g (1/3本)
レモン		50g (1/2個)	25g (1/4個)
A	はちみつ	小さじ2	大さじ1
	おろししょうが	小さじ1/2	小さじ1/2
水		−	1/2カップ

ジューサーの場合は、ブルーベリー、ごぼう、レモンをジューサーにかけ、Aを加え混ぜる。／ミキサーの場合は、おろししょうが以外の材料を入れて撹拌し、おろししょうがを加え混ぜる。※ミキサーの場合、レモンは薄皮をむいた方が口当たりがよくなる。

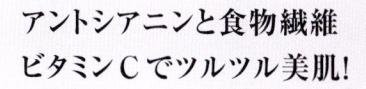

レタスのビタミンCと食物繊維で肌のハリやシミにも効果的!

ブルーベリー　レタス　豆乳　しょうが

材料		ジューサー	ミキサー
ブルーベリー		100g	50g
レタス		100g (3枚)	50g (1と1/2枚)
豆乳		1/2カップ	3/4カップ
A	はちみつ	小さじ2	大さじ1
	おろししょうが	小さじ1/2	小さじ1/2

ジューサーの場合は、ブルーベリー、レタスをジューサーにかけ、Aを加え混ぜる。／ミキサーの場合は、おろししょうが以外の材料を入れて撹拌し、おろししょうがを加え混ぜる。

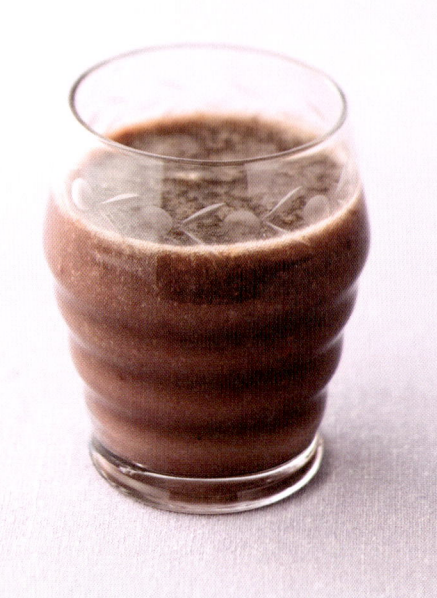

なすの皮の色素、ポリフェノールでアンチエイジング効果大。カリウムでむくみもスッキリ。

ブルーベリー　なす　しょうが

材料		ジューサー	ミキサー
ブルーベリー		150g	75g
なす		150g (2本)	75g (1本)
A	はちみつ	小さじ1	小さじ2
	おろししょうが	小さじ1/2	小さじ1/2
水		−	1/2カップ

ジューサーの場合は、ブルーベリー、なすをジューサーにかけ、Aを加え混ぜる。／ミキサーの場合は、おろししょうが以外の材料を入れて撹拌し、おろししょうがを加え混ぜる。

夏のシェイク ピーマン、パプリカ

ピーマンのビタミンC含有量は野菜の中でもトップクラスを誇ります。赤パプリカはビタミンC、Eともにさらに多く、美肌効果はバツグンです。

**βカロテン、ビタミンEで
ツルツル美肌＋豊富なビタミンCで
美白作用もバツグン！**

パプリカ　パパイヤ　レモン　しょうが

材料		ジューサー	ミキサー
パプリカ（赤）		100g (1/2個)	50g (1/4個)
パパイヤ		100g (2/5個)	50g (1/5個)
レモン		25g (1/4個)	10g (1/10個)
A	はちみつ	小さじ1	小さじ2
	おろししょうが	小さじ1/2	小さじ1/2
水		−	1/4カップ

ジューサーの場合は、パプリカ、パパイヤ、レモンをジューサーにかけ、Aを加え混ぜる。／ミキサーの場合は、おろししょうが以外の材料を入れて撹拌し、おろししょうがを加え混ぜる。※ミキサーの場合、レモンは薄皮をむいた方が口当たりがよくなる。

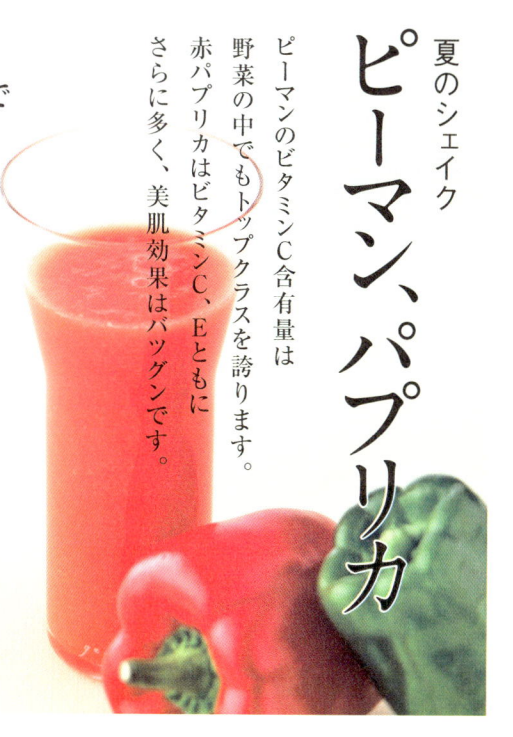

**パイナップルの食物繊維と
ゴーヤのたっぷりのビタミンC、
利尿作用で毒素をスッキリ排出！**

パプリカ　パイナップル　ゴーヤ　しょうが

材料		ジューサー	ミキサー
パプリカ（赤）		100g (1/2個)	50g (1/4個)
パイナップル		100g (1/5個)	50g (1/10個)
ゴーヤ		20g (1/10本)	10g (1/20本)
A	はちみつ	小さじ1	小さじ2
	おろししょうが	小さじ1/2	小さじ1/2
水		−	1/4カップ

ジューサーの場合は、パプリカ、パイナップル、ゴーヤをジューサーにかけ、Aを加え混ぜる。／ミキサーの場合は、おろししょうが以外の材料を入れて撹拌し、おろししょうがを加え混ぜる。

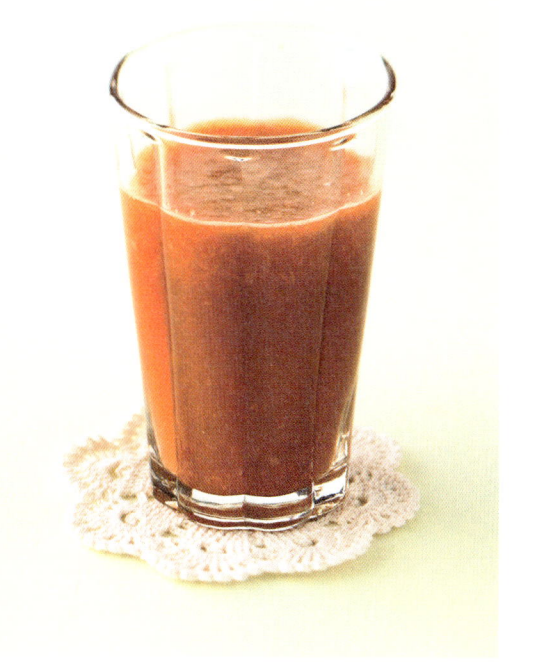

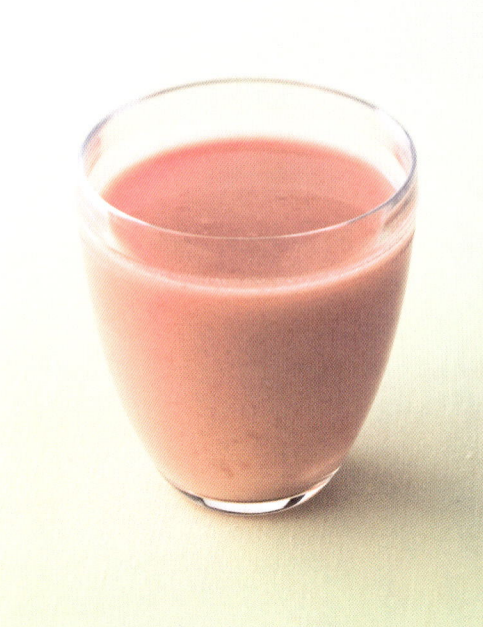

低カロリーのすいかは
ダイエット中のおやつにも
ピッタリ。むくみもスッキリ！

ピーマン　すいか　豆乳　しょうが

材料		ジューサー	ミキサー
ピーマン		10g (1/3個)	5g (1/6個)
すいか		200g (1/8個)	100g (1/16個)
A	豆乳	1/4カップ	1/4カップ
	はちみつ	小さじ2	大さじ1
	おろししょうが	小さじ1/2	小さじ1/2

ジューサーの場合は、トマトをジューサーにかけ、Aを加え混ぜる。／ミキサーの場合は、おろししょうが以外の材料を入れて撹拌し、おろししょうがを加え混ぜる。

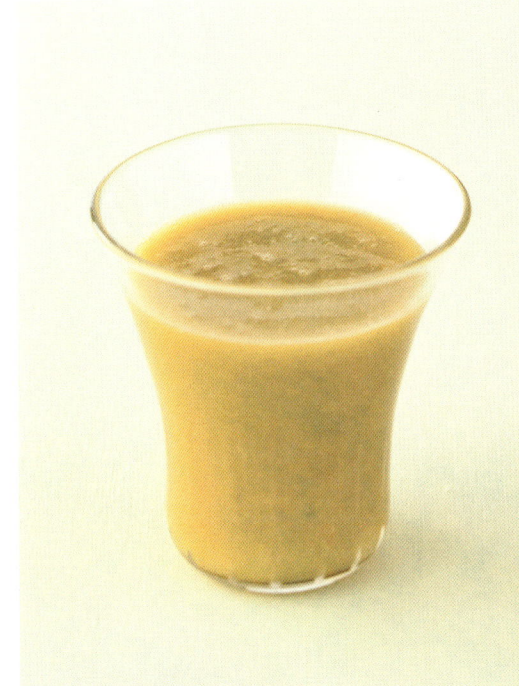

ビタミン、ミネラルが豊富な
マンゴーは朝食に取り入れて
素早くエネルギーに。

ピーマン　マンゴー　しょうが

材料	ジューサー	ミキサー
ピーマン	30g (1個)	15g (1/2個)
マンゴー	300g (小2個)	150g (小1個)
おろししょうが	小さじ1/2	小さじ1/2
はちみつ	−	小さじ1
水	−	1/4カップ

ジューサーの場合は、ピーマン、マンゴーをジューサーにかけ、おろししょうがを加え混ぜる。／ミキサーの場合は、おろししょうが以外の材料を入れて撹拌し、おろししょうがを加え混ぜる。

夏のシェイク もも

水分が多く、整腸作用のあるももはペクチンが豊富なので便秘解消に。ナイアシンも含まれ、皮膚や粘膜の健康を保ちます。冷え性にも効果的。

濃いピンク色がかわいい美肌シェイク。トマトのリコピンパワーを補給!

もも　トマト　しょうが

材料		ジューサー	ミキサー
もも		200g (1個)	100g (1/2個)
トマト		150g (小1個)	75g (小1/2個)
A	はちみつ	小さじ1	小さじ2
	おろししょうが	小さじ1/2	小さじ1/2
水		−	1/2カップ

ジューサーの場合は、もも、トマトをジューサーにかけ、Aを加え混ぜる。／ミキサーの場合は、おろししょうが以外の材料を入れて撹拌し、おろししょうがを加え混ぜる。

ラッシー風のヨーグルトドリンク。整腸作用で毒素を排出!カルダモンで体脂肪を減らして。

もも　プレーンヨーグルト　しょうが　カルダモン

材料		ジューサー	ミキサー
もも		400g (2個)	200g (1個)
A	プレーンヨーグルト	大さじ2	大さじ3
	おろししょうが	小さじ1/2	小さじ1/2
水		−	1/2カップ
カルダモン		少々	少々

ジューサーの場合は、ももをジューサーにかけ、Aを加え混ぜ、カルダモンをふる。／ミキサーの場合は、もも、ヨーグルト、水を入れて撹拌し、おろししょうがを加え混ぜ、カルダモンをふる。

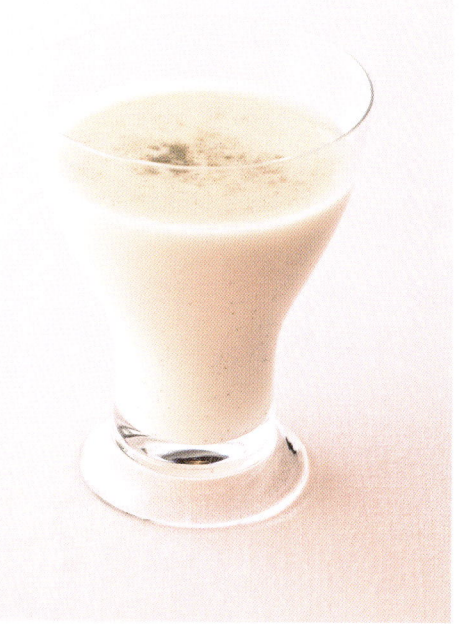

水分たっぷりの桃と
なすのポリフェノールで
みずみずしい肌へ。

もも　なす　豆乳　しょうが

材料		ジューサー	ミキサー
もも		200g (1個)	100g (1/2個)
なす		75g (1本)	35g (1/2本)
A	豆乳	1/4カップ	1/2カップ
	はちみつ	小さじ2	小さじ2
	おろししょうが	小さじ1/2	小さじ1/2

ジューサーの場合は、もも、なすをジューサーにかけ、Aを加え混ぜる。／ミキサーの場合は、おろししょうが以外の材料を入れて撹拌し、おろししょうがを加え混ぜる。

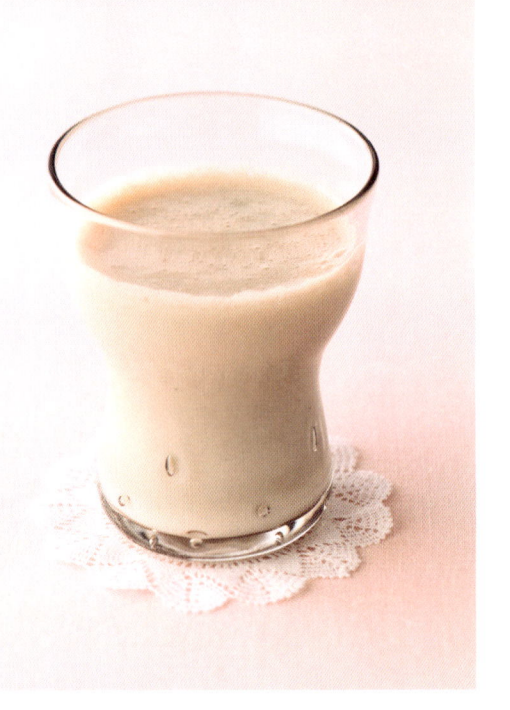

βカロテン、ビタミンB₂が豊富な
ズッキーニですべすべ美肌。

もも　ズッキーニ　しょうが

材料		ジューサー	ミキサー
もも		200g (1個)	100g (1/2個)
ズッキーニ		50g (1/4本)	25g (1/8本)
A	はちみつ	小さじ1	小さじ2
	おろししょうが	小さじ1/2	小さじ1/2
水		—	1/2カップ

ジューサーの場合は、もも、ズッキーニをジューサーにかけ、Aを加え混ぜる。／ミキサーの場合は、おろししょうが以外の材料を入れて撹拌し、おろししょうがを加え混ぜる。

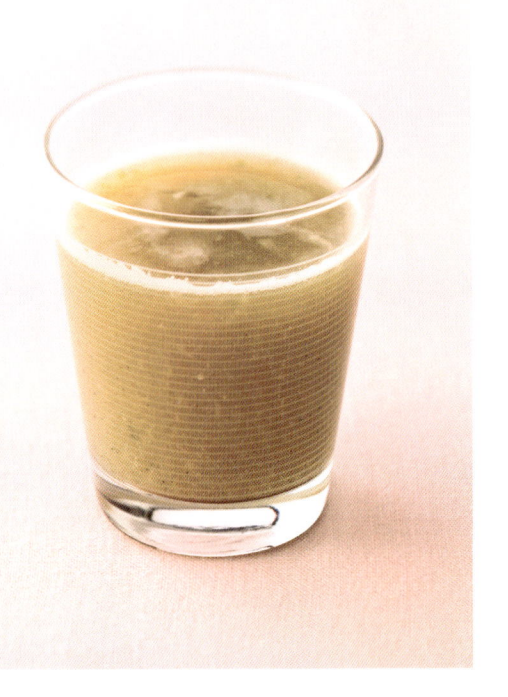

夏のシェイク
メロン

メロンには、体内の余分な
水分を排出するカリウムが豊富。
また、食物繊維やビタミンも豊富なので
便通もよくなり、肌あれに効果的!
抗酸化作用もあるので
アンチエイジングにも注目です。

**カリウムたっぷりの冬瓜と
メロンのコラボレーション。
体がスッキリ!**

メロン　冬瓜　しょうが

材料	ジューサー	ミキサー
メロン	150g (1/4個)	75g (1/8個)
冬瓜	100g	50g
おろししょうが	小さじ1/2	小さじ1/2
はちみつ	−	小さじ1
水	−	1/4カップ

ジューサーの場合は、メロン、冬瓜をジューサーにかけ、おろししょうがを加え混ぜる。／ミキサーの場合は、おろししょうが以外の材料を入れて撹拌し、おろししょうがを加え混ぜる。

きゅうりはビタミンCだけでなく、カリウムも豊富でデトックス効果大。

メロン　きゅうり　しょうが

材料	ジューサー	ミキサー
メロン	150g (1/4個)	75g (1/8個)
きゅうり	50g (1/2本)	25g (1/4本)
おろししょうが	小さじ1/2	小さじ1/2
はちみつ	—	小さじ1
水	—	1/2カップ

ジューサーの場合は、メロン、きゅうりをジューサーにかけ、おろししょうがを加え混ぜる。／ミキサーの場合は、おろししょうが以外の材料を入れて撹拌し、おろししょうがを加え混ぜる。

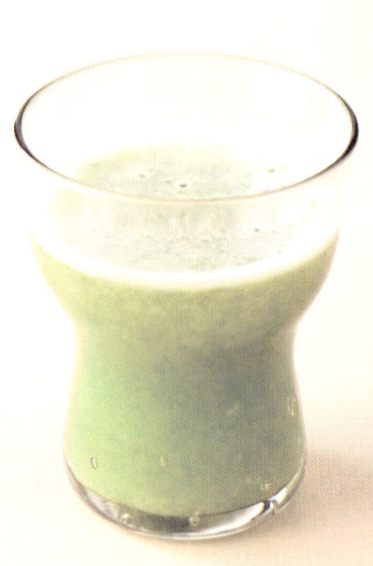

メロン　さやいんげん　プレーンヨーグルト　しょうが　コリアンダー

材料		ジューサー	ミキサー
メロン		150g (1/4個)	75g (1/8個)
さやいんげん		30g (3本)	15g (1と1/2本)
A	プレーンヨーグルト	大さじ2	大さじ3
	はちみつ	小さじ1/2	小さじ1
	おろししょうが	小さじ1/2	小さじ1/2
水		—	1/2カップ
コリアンダー		少々	少々

ジューサーの場合は、メロン、さやいんげんをジューサーにかけ、Aを加え混ぜ、コリアンダーをふる。／ミキサーの場合は、おろししょうが、コリアンダー以外の材料を入れて撹拌し、おろししょうがを加え混ぜ、コリアンダーをふる。

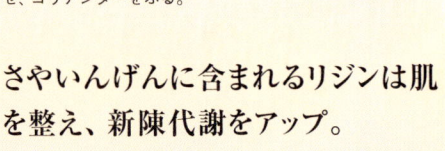

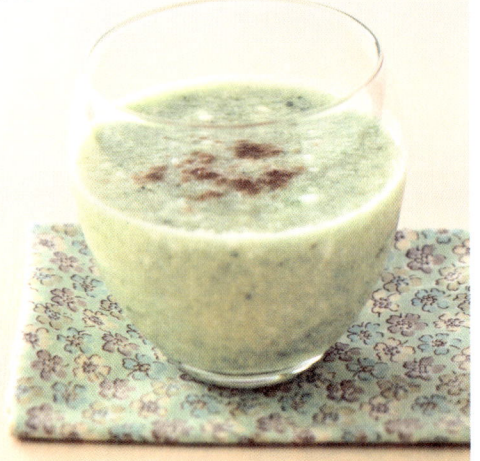

さやいんげんに含まれるリジンは肌を整え、新陳代謝をアップ。

秋のシェイク りんご

豊富なカリウムと食物繊維でむくみ、便秘解消に。甘酸っぱい有機酸は、新陳代謝を活発に。注目のりんごポリフェノールには体内で発生するメラニンを抑制します。美白、美肌効果たっぷりの果物です。

ビタミンCとビタミンB群が多いカリフラワーは美肌づくりや美白に！

りんご　カリフラワー　しょうが

材料	ジューサー	ミキサー
りんご	200g (1個)	100g (1/2個)
カリフラワー	100g	50g
おろししょうが	小さじ1/2	小さじ1/2
はちみつ	−	小さじ1
水	−	1/2カップ

ジューサーの場合は、りんご、カリフラワーをジューサーにかけ、おろししょうがを加え混ぜる。／ミキサーの場合は、おろししょうが以外の材料を入れて撹拌し、おろししょうがを加え混ぜる。

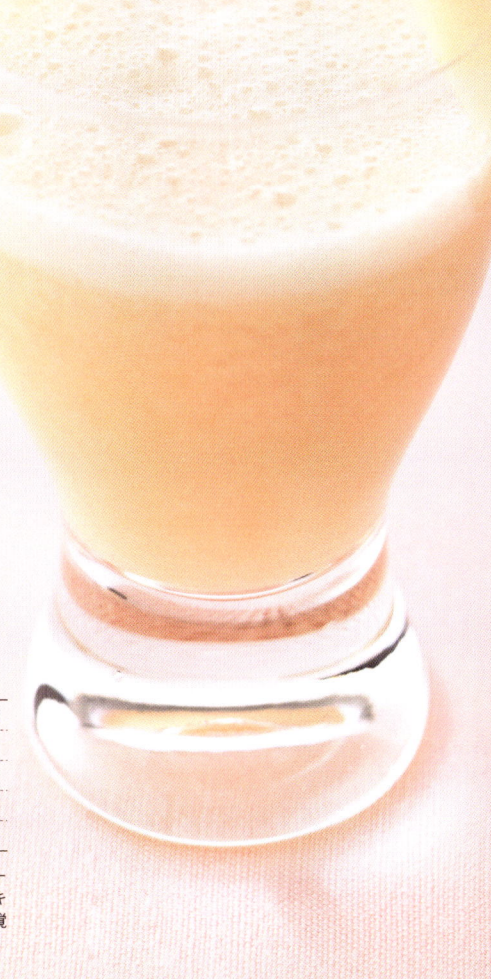

れんこんの粘りのもとのムチンは
肌の潤いや保湿に効果的。

りんご　れんこん　豆乳　しょうが

材料	ジューサー	ミキサー
りんご	200g (1個)	100g (1/2個)
れんこん	100g (中2/3節)	50g (中1/3節)
豆乳	1/4カップ	1/2カップ
おろししょうが	小さじ1/2	小さじ1/2
はちみつ	−	小さじ1

ジューサーの場合は、りんご、れんこんをジューサーにかけ、豆乳、おろししょうがを加え混ぜる。／ミキサーの場合は、おろししょうが以外の材料を入れて撹拌し、おろししょうがを加え混ぜる。

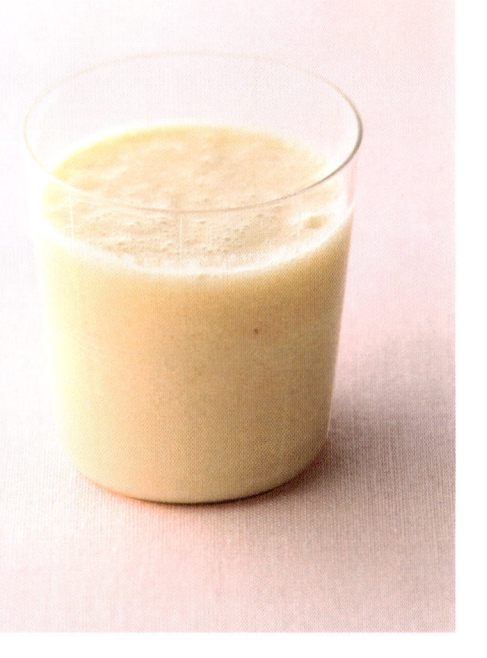

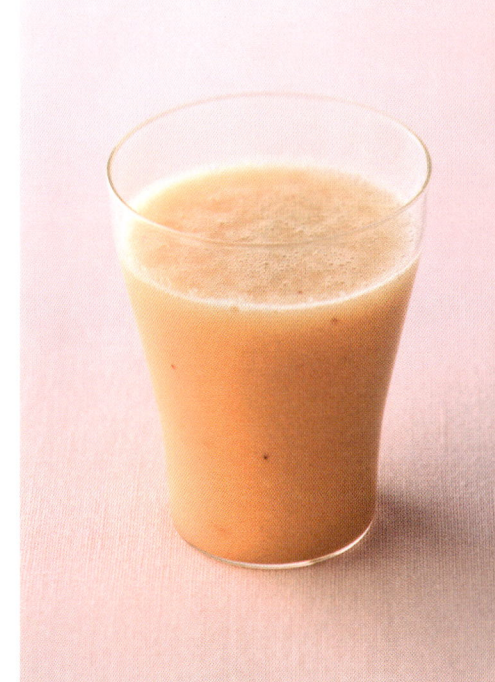

安くておいしいもやしは、
ビタミンCが豊富で低カロリー
だからダイエットにピッタリ。

りんご　もやし　レモン　しょうが

材料	ジューサー	ミキサー
りんご	200g (1個)	100g (1/2個)
もやし	100g (1/2袋)	50g (1/4袋)
レモン	25g (1/4個)	10g (1/10個)
おろししょうが	小さじ1/2	小さじ1/2
はちみつ	−	小さじ1
水	−	1/2カップ

ジューサーの場合は、りんご、もやし、レモンをジューサーにかけ、おろししょうがを加え混ぜる。／ミキサーの場合は、おろししょうが以外の材料を入れて撹拌し、おろししょうがを加え混ぜる。※ミキサーの場合、レモンは薄皮をむいた方が口当たりがよくなる。

秋のシェイク
にんじん

にんじんはβカロテンの宝庫。抗酸化作用が強く、紫外線によって発生した活性酸素を除去し、日焼けによる色素沈着やシミを抑え、肌あれやシワ、老化予防に。

ザクロに含まれている「エラグ酸」で透明感あふれる明るい肌に。

にんじん　ザクロ　しょうが

材料	ジューサー	ミキサー
にんじん	200g(大1本)	100g(大1/2本)
ザクロ	100g(1個)	50g(1/2個)
おろししょうが	小さじ1/2	小さじ1/2
はちみつ	−	小さじ1
水	−	1/2カップ

ジューサーの場合は、にんじん、ザクロをジューサーにかけ、おろししょうがを加え混ぜる。／ミキサーの場合は、おろししょうが以外の材料を入れて撹拌し、おろししょうがを加え混ぜる。

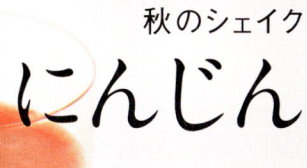

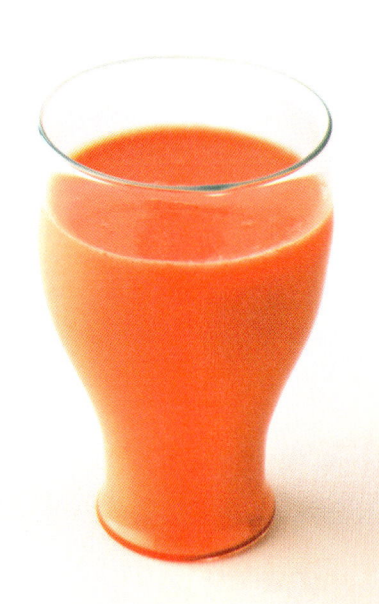

梨に含まれる「ホウ素」で女性ホルモンのエストロゲンを活性化してキラキラ美肌に。

にんじん　梨　豆乳　しょうが

材料		ジューサー	ミキサー
にんじん		150g(中1本)	75g(中1/2本)
梨		100g(1/3個)	25g(1/12個)
A	豆乳	1/4カップ	1/2カップ
	はちみつ	小さじ1	大さじ1
	おろししょうが	小さじ1/2	小さじ1/2

ジューサーの場合は、にんじん、梨をジューサーにかけ、Aを加え混ぜる。／ミキサーの場合は、おろししょうが以外の材料を入れて撹拌し、おろししょうがを加え混ぜる。

ポリフェノールの宝庫と言われる
ぶどうとβカロテン豊富なにんじんで
美肌&老化防止に!

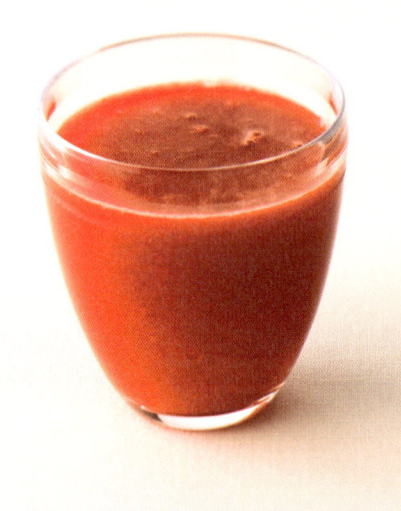

にんじん　ぶどう　レモン　しょうが

材料	ジューサー	ミキサー
にんじん	200g(大1本)	100g(大1/2本)
ぶどう	100g(7〜8粒)	50g(3〜4粒)
レモン	25g(1/4個)	10g(1/10個)
おろししょうが	小さじ1/2	小さじ1/2
はちみつ	−	小さじ1
水	−	1/2カップ

ジューサーの場合は、にんじん、ぶどう、レモンをジューサーにかけ、おろししょうがを加え混ぜる。／ミキサーの場合は、おろししょうが以外の材料を入れて撹拌し、おろししょうがを加え混ぜる。※ミキサーの場合、レモンは薄皮をむいた方が口当たりがよくなる。

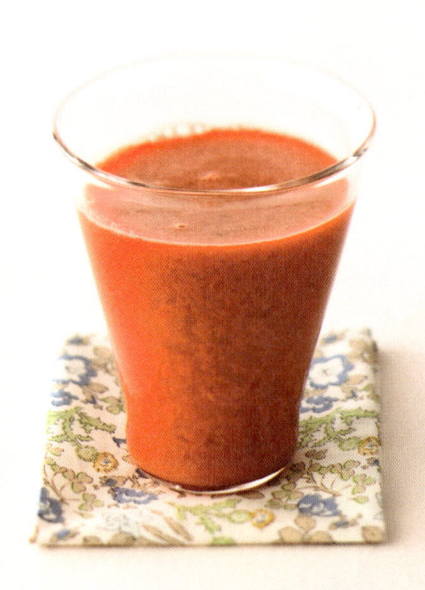

βカロテンとポリフェノール、
ビタミンCがたっぷり。
アンチエイジング効果大!

にんじん　りんご　チンゲン菜　しょうが

材料	ジューサー	ミキサー
にんじん	200g(大1本)	100g(大1/2本)
りんご	100g(1/2個)	50g(1/4個)
チンゲン菜	50g(1/2株)	25g(1/4株)
おろししょうが	小さじ1/2	小さじ1/2
はちみつ	−	小さじ1
水	−	1/2カップ

ジューサーの場合は、にんじん、りんご、チンゲン菜をジューサーにかけ、おろししょうがを加え混ぜる。／ミキサーの場合は、おろししょうが以外の材料を入れて撹拌し、おろししょうがを加え混ぜる。

秋のシェイク

柿

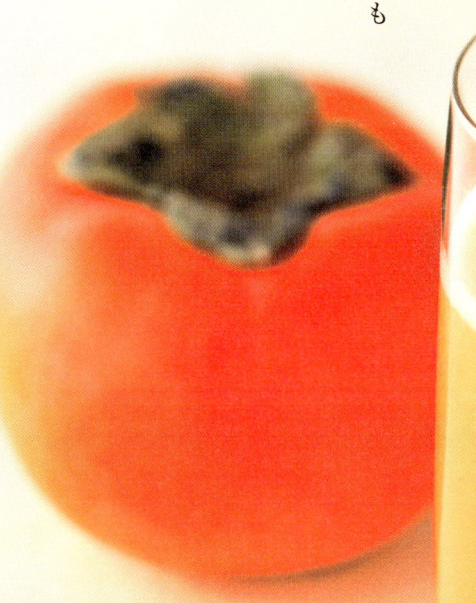

みかんの2倍以上の
ビタミンCを含む秋の果物。
コラーゲンの生成や
肌のハリや潤い、
美白にも効果的。
ポリフェノールやカリウムも
豊富だから、体スッキリ、
アンチエイジングに。

たっぷりの水分とビタミンC、
βカロテンで弾力のある肌に。

柿　梨　しょうが

材料	ジューサー	ミキサー
柿	200g (1個)	100g (1/2個)
梨	100g (1/3個)	50g (1/6個)
おろししょうが	小さじ1/2	小さじ1/2
水	−	1/2カップ

ジューサーの場合は、柿、梨をジューサーにかけ、おろししょうがを加え混ぜる。／ミキサーの場合は、おろししょうが以外の材料を入れて撹拌し、おろししょうがを加え混ぜる。

美肌効果、ダメージ肌の改善にたっぷり飲みたい美肌シェイク。

柿　　れんこん　　レモン　　しょうが

材料	ジューサー	ミキサー
柿	200g(1個)	100g(1/2個)
れんこん	100g(中2/3筋)	50g(中1/3筋)
レモン	25g(1/4個)	10g(1/10個)
おろししょうが	小さじ1/2	小さじ1/2
はちみつ	ー	小さじ1
水	ー	1/2カップ

ジューサーの場合は、柿、れんこん、レモンをジューサーにかけ、おろししょうがを加え混ぜる。／ミキサーの場合は、おろししょうが以外の材料を入れて撹拌し、おろししょうがを加え混ぜる。※ミキサーの場合、レモンは薄皮をむいた方が口当たりがよくなる。

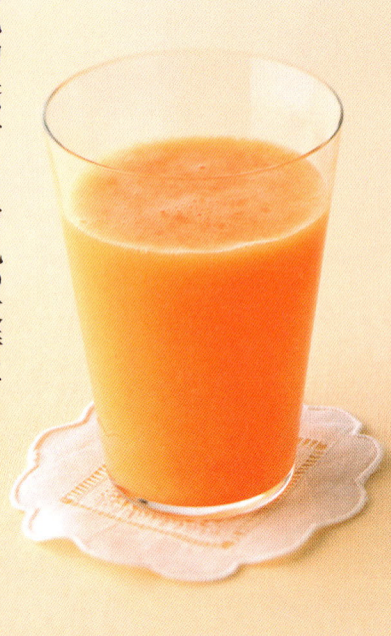

にんじんのβカロテンで美白＆弾力のある肌に。

柿　　にんじん　　しょうが

材料	ジューサー	ミキサー
柿	200g(1個)	100g(1/2個)
にんじん	100g(大1/2本)	50g(大1/4本)
おろししょうが	小さじ1/2	小さじ1/2
はちみつ	ー	小さじ1
水	ー	1/2カップ

ジューサーの場合は、柿、にんじんをジューサーにかけ、おろししょうがを加え混ぜる。／ミキサーの場合は、おろししょうが以外の材料を入れて撹拌し、おろししょうがを加え混ぜる。

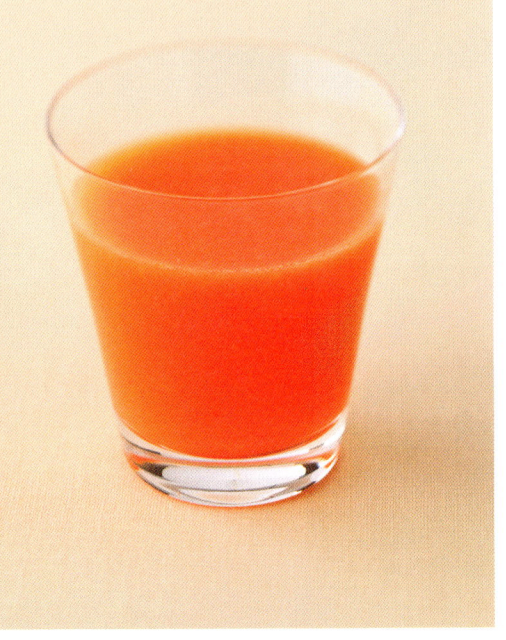

秋のシェイク
ぶどう

ぶどうの皮の部分にはカテキンやアントシアニンなどポリフェノールがたっぷり。注目の「レスベラトロール」を含み、若返りの成分としても注目されています。搾るときは、種を取るひと手間が大切なポイントです。

**若返りの
フィトケミカルとビタミンCで
強力な抗酸化作用!**

ぶどう　チンゲン菜　豆乳　しょうが

材料		ジューサー	ミキサー
ぶどう		150g (12粒)	75g (6粒)
チンゲン菜		50g (1/2株)	25g (1/4株)
A	豆乳	1/4カップ	1/2カップ
	おろししょうが	小さじ1/2	小さじ1/2
はちみつ		−	小さじ1

ジューサーの場合は、ぶどう、チンゲン菜をジューサーにかけ、Aを加え混ぜる。／ミキサーの場合は、おろししょうが以外の材料を入れて撹拌し、おろししょうがを加え混ぜる。

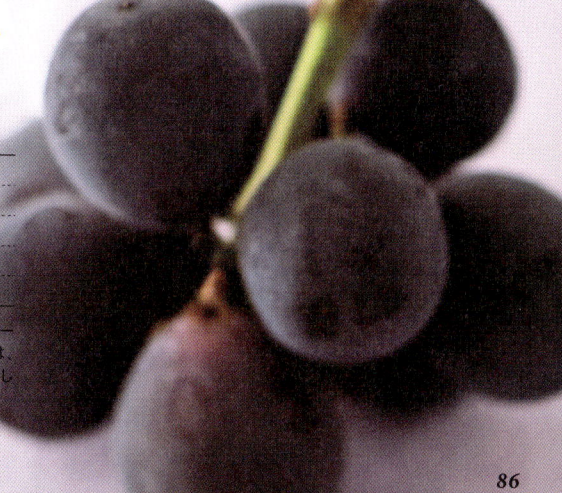

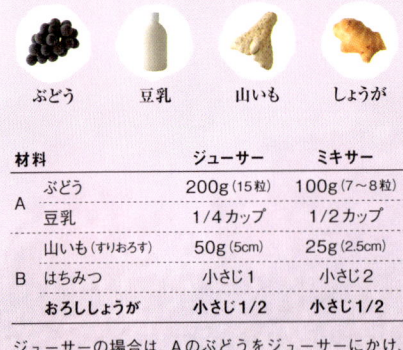

ぶどう　豆乳　山いも　しょうが

材料		ジューサー	ミキサー
A	ぶどう	200g (15粒)	100g (7～8粒)
	豆乳	1/4カップ	1/2カップ
B	山いも (すりおろす)	50g (5cm)	25g (2.5cm)
	はちみつ	小さじ1	小さじ2
	おろししょうが	小さじ1/2	小さじ1/2

ジューサーの場合は、Aのぶどうをジューサーにかけ、豆乳を混ぜ合わせる。合わせたBにAを少しずつ加え混ぜる。／ミキサーの場合は、おろししょうが以外の材料を入れて撹拌し、おろししょうがを加え混ぜる。

山いもに含まれる
ムチンと豆乳のイソフラボンで
肌もしっとり、美白効果も。

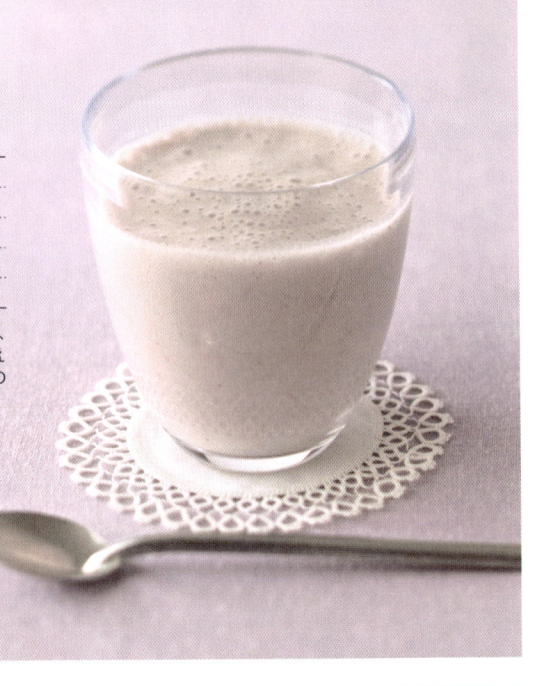

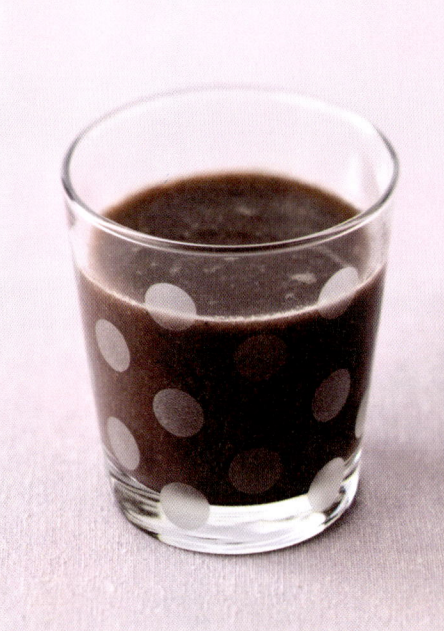

βカロテン、ビタミンC、
B群、Eと美肌に欠かせない
栄養補給に！

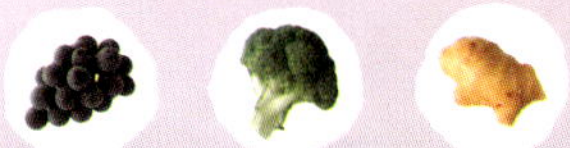

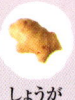

ぶどう　ブロッコリー　しょうが

材料	ジューサー	ミキサー
ぶどう	150g (12粒)	75g (6粒)
ブロッコリー	50g (1/6株)	25g (1/12株)
おろししょうが	小さじ1/2	小さじ1/2
はちみつ	—	小さじ1
水	—	1/2カップ

ジューサーの場合は、ぶどう、ブロッコリーをジューサーにかけ、おろししょうがを加え混ぜる。／ミキサーの場合は、おろししょうが以外の材料を入れて撹拌し、おろししょうがを加え混ぜる。

冬のシェイク ゆず

冬の果物、ゆず。ビタミンCやクエン酸を非常に多く含み、消化吸収を助け、整腸作用があるので血液サラサラに。血行をよくし、コラーゲンの生成を促して、プルプル美肌を実現!

大根に含まれるイソチオシアネートは消炎作用があるから、ニキビ肌に。

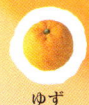

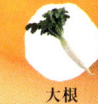

ゆず　大根　しょうが

材料		ジューサー	ミキサー
大根		100g (3cm)	50g (1.5cm)
A	ゆず	70g (小1個)	70g (小1個)
	はちみつ	小さじ2	大さじ1
	おろししょうが	小さじ1/2	小さじ1/2
水		−	1/2カップ

Aのゆずは半分に切ってスクイーザーで搾る。／ジューサーの場合は、大根をジューサーにかけ、Aを加え混ぜる。／ミキサーの場合は、おろししょうが以外の材料を入れて撹拌し、おろししょうがを加え混ぜる。

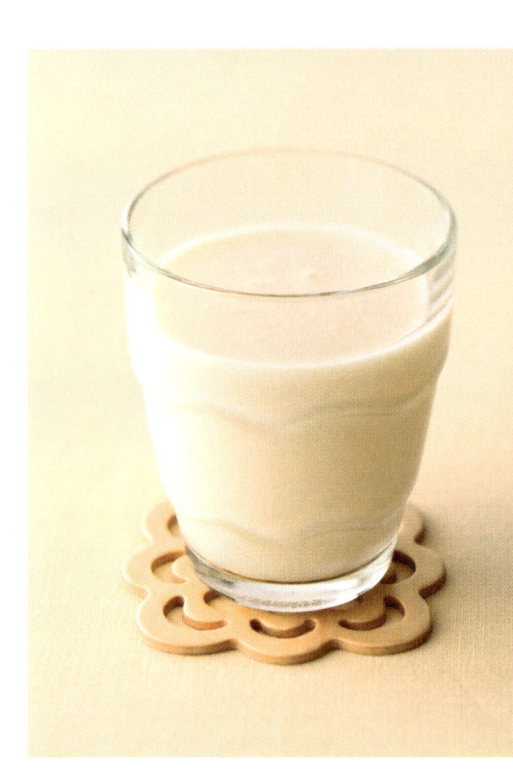

豆乳のイソフラボンと
ゆずのビタミンCで
肌にハリとツヤを与えて。

ゆず　豆乳　しょうが

材料	スクイーザー
ゆず	70g (小1個)
豆乳	3/4カップ
はちみつ	大さじ1
おろししょうが	小さじ1/2

ゆずは半分に切ってスクイーザーで搾る。／豆乳、はちみつ、おろししょうがを加えて混ぜ合わせる。

みずみずしい白菜には
ビタミンCとカリウムが豊富。
美白効果やむくみ解消に。

ゆず　白菜　しょうが

材料	ジューサー	ミキサー
白菜	300g (4枚)	150g (2枚)
ゆず	70g (小1個)	70g (小1個)
A　はちみつ	大さじ1	大さじ1
おろししょうが	小さじ1/2	小さじ1/2
水	—	1/2カップ

Aのゆずは半分に切ってスクイーザーで搾る。／ジューサーの場合は、白菜をジューサーにかけ、Aを加え混ぜる。／ミキサーの場合は、おろししょうが以外の材料を入れて撹拌し、おろししょうがを加え混ぜる。

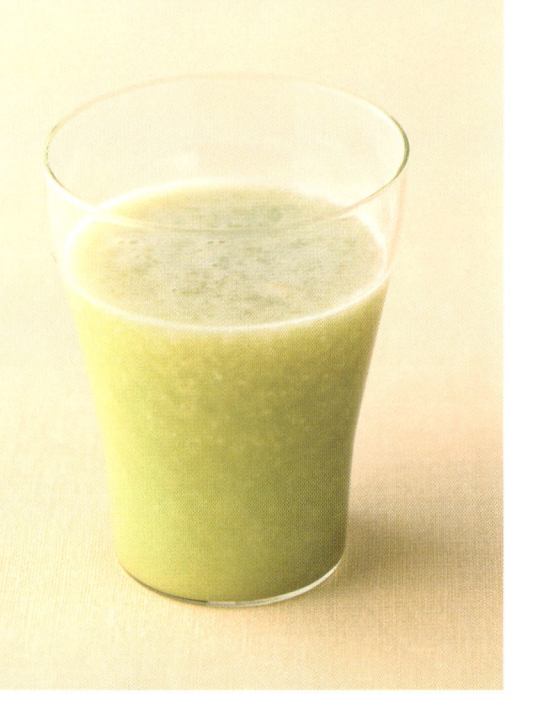

冬のシェイク 大根、かぶ

肌にハリを保ち、シミや小ジワを防ぐ美肌成分ビタミンCをたっぷり含む、冬の野菜。注目成分イソチオシアネートは消炎作用の他、高い抗酸化力で肌を老化から守る効果も。すりおろしたり、ジューサーで搾って。

ビタミンC、B群が豊富な金柑。毛細血管を丈夫にして、ツヤツヤ肌に。

大根　金柑　しょうが

材料		ジューサー	ミキサー
大根		200g (6cm)	100g (3cm)
金柑		100g (4個)	50g (2個)
A	はちみつ	大さじ1	大さじ1と1/2
	おろししょうが	小さじ1/2	小さじ1/2
水		−	1/2カップ

ジューサーの場合は、大根、金柑をジューサーにかけ、Aを加え混ぜる。／ミキサーの場合は、おろししょうが以外の材料を入れて撹拌し、おろししょうがを加え混ぜる。

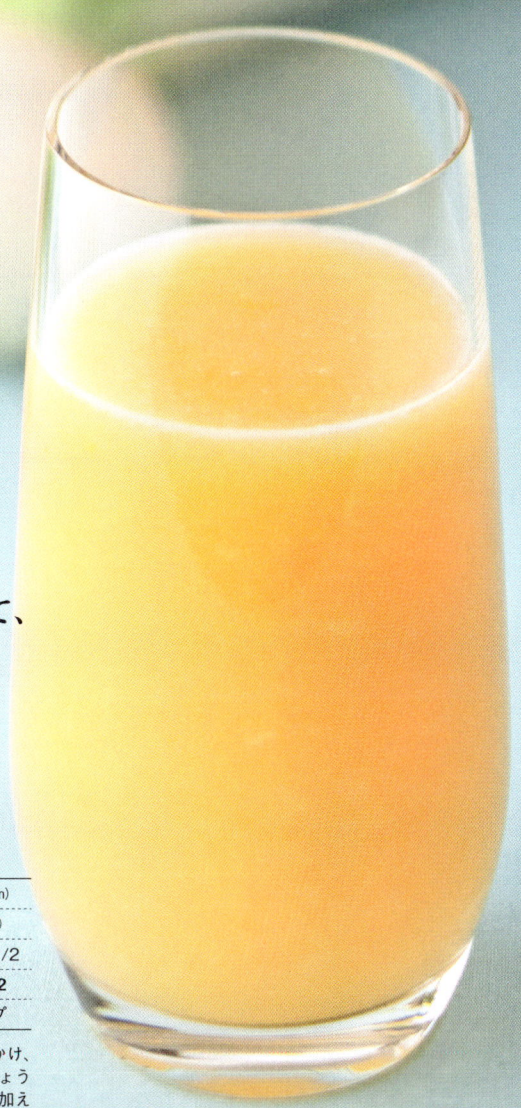

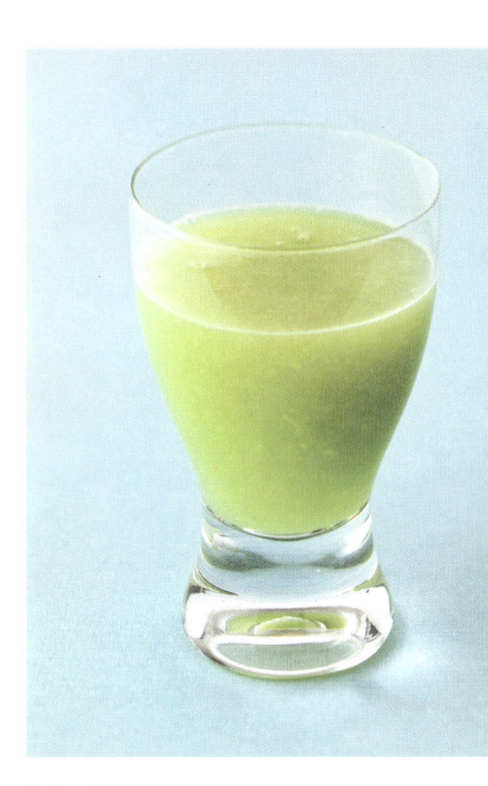

ダブルのビタミンCと
イソチオシアネートで
アンチエイジングにぴったり！

大根　キウイフルーツ　しょうが

材料		ジューサー	ミキサー
大根		200g (6cm)	100g (3cm)
キウイフルーツ		120g (小2個)	60g (小1個)
A	はちみつ	大さじ1	大さじ1と1/2
	おろししょうが	小さじ1/2	小さじ1/2
水		—	1/2カップ

ジューサーの場合は、大根、キウイフルーツをジューサーにかけ、Aを加え混ぜる。／ミキサーの場合は、おろししょうが以外の材料を入れて撹拌し、おろししょうがを加え混ぜる。

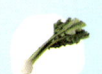

かぶ　黒練りごま　豆乳　しょうが

材料		ジューサー	ミキサー
かぶ		200g (2個)	100g (1個)
A	黒練りごま	大さじ2	大さじ1
	豆乳	1/2カップ	3/4カップ
	はちみつ	大さじ1	大さじ1と1/2
	おろししょうが	小さじ1/2	小さじ1/2

ジューサーの場合は、かぶをジューサーにかけ、Aを加え混ぜる。／ミキサーの場合は、おろししょうが以外の材料を入れて撹拌し、おろししょうがを加え混ぜる。

ごまの成分ゴマリグナンは
活性酸素を抑えて
シミ、シワ予防、美肌効果も。

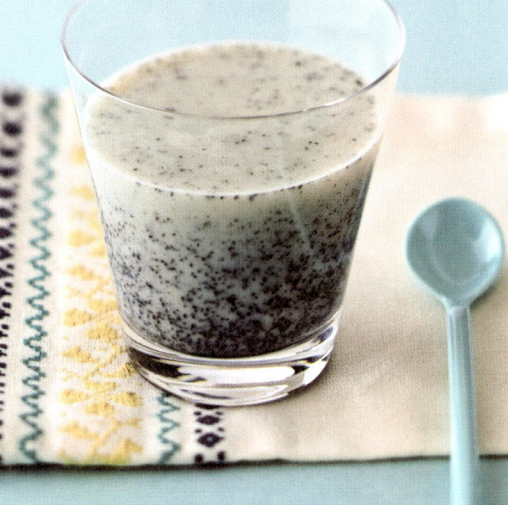

冬のシェイク
みかん

冬の果物の代表、みかん。果肉にはビタミンC、白い筋には食物繊維が豊富。また、注目なのがビタミンP。毛細血管を強化し、アンチエイジングに効果的。壊れやすいビタミンCも守ります。

冬の野菜、白菜を組み合わせてビタミンCをたっぷり補給。

みかん　白菜　豆乳　しょうが

材料	ジューサー	ミキサー
みかん	180g (小3個)	90g (小1と1/2個)
白菜	150g (2枚)	75g (1枚)
A　豆乳	1/4カップ	1/2カップ
おろししょうが	小さじ1/2	小さじ1/2
はちみつ	—	小さじ1

ジューサーの場合は、みかん、白菜をジューサーにかけ、Aを加え混ぜる。／ミキサーの場合は、おろししょうが以外の材料を入れて撹拌し、おろししょうがを加え混ぜる。※ミキサーの場合、みかんは薄皮をむいた方が口当たりがよくなる。

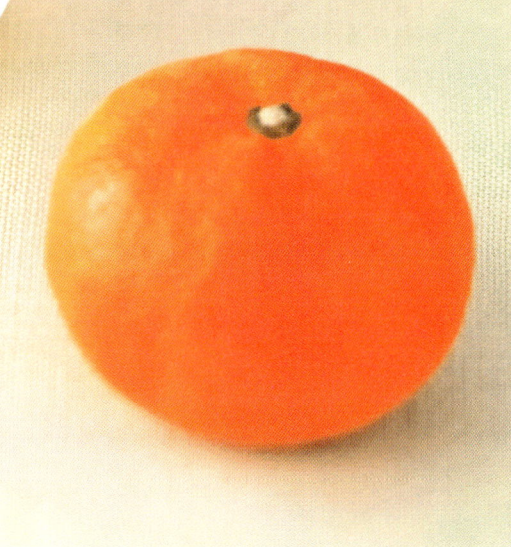

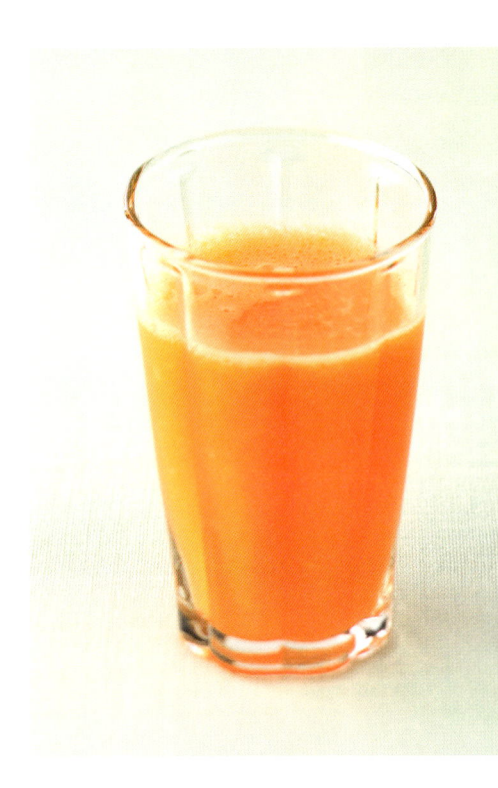

たっぷりのビタミンCと
アスパラギン酸で
シミ、そばかすを予防！

みかん　もやし　しょうが

材料	ジューサー	ミキサー
みかん	180g (小3個)	90g (小1と1/2個)
もやし	60g	30g
おろししょうが	小さじ1/2	小さじ1/2
はちみつ	−	小さじ1
水	−	100ml

ジューサーの場合は、みかん、もやしをジューサーにかけ、おろししょうがを加え混ぜる。／ミキサーの場合は、おろししょうが以外の材料を入れて撹拌し、おろししょうがを加え混ぜる。※ミキサーの場合、みかんは薄皮をむいた方が口当たりがよくなる。

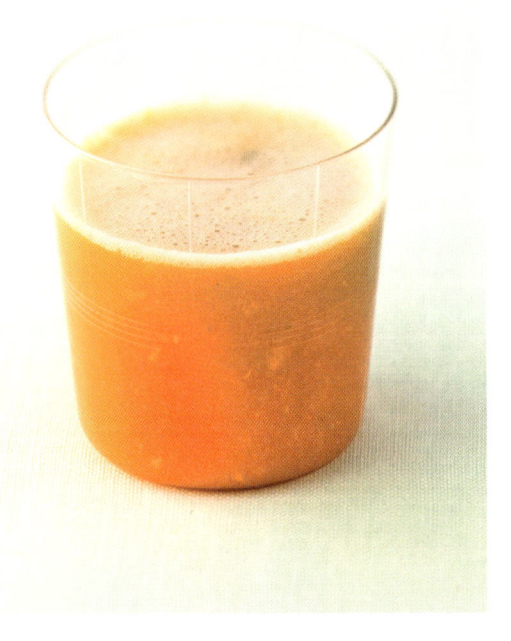

ビタミンCの含有量が
トップクラスの芽キャベツを
プラスしたスペシャルシェイク。

みかん　芽キャベツ　しょうが

材料	ジューサー	ミキサー
みかん	180g (小3個)	90g (小1と1/2個)
芽キャベツ	50g (4個)	25g (2個)
おろししょうが	小さじ1/2	小さじ1/2
はちみつ	−	小さじ1
水	−	1/2カップ

ジューサーの場合は、みかん、芽キャベツをジューサーにかけ、おろししょうがを加え混ぜる。／ミキサーの場合は、おろししょうが以外の材料を入れて撹拌し、おろししょうがを加え混ぜる。※ミキサーの場合、みかんは薄皮をむいた方が口当たりがよくなる。

冬のシェイク　青菜

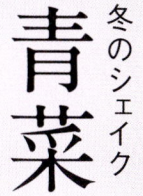

冬になるとおいしくなるほうれん草、小松菜などの青菜。βカロテン、ビタミンCが豊富なので肌あれ防止に効果絶大。カルシウムや鉄などのミネラル補給にも。

レモンを搾って
ビタミンCをたっぷり補給。
豆乳でマイルドな飲み心地に。

小松菜　レモン　豆乳　しょうが

材料		ジューサー	ミキサー
小松菜		200g (1束)	100g (1/2束)
レモン		50g (1/2個)	25g (1/4個)
A	豆乳	1/4カップ	1/2カップ
	はちみつ	大さじ1	大さじ1と1/2
	おろししょうが	小さじ1/2	小さじ1/2

ジューサーの場合は、小松菜、レモンをジューサーにかけ、Aを加え混ぜる。／ミキサーの場合は、おろししょうが以外の材料を入れて撹拌し、おろししょうがを加え混ぜる。※ミキサーの場合、レモンは薄皮をむいた方が口当たりがよくなる。

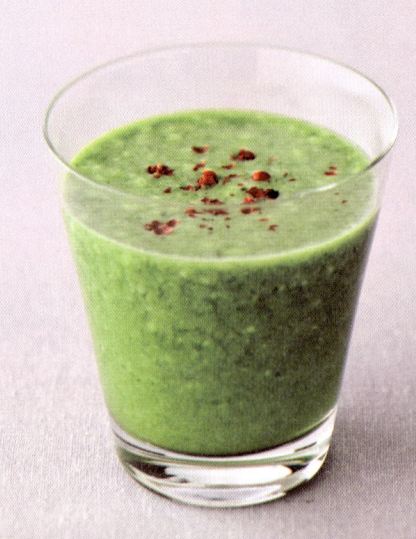

小松菜　プレーンヨーグルト　しょうが　ピンクポアブル

材料		ジューサー	ミキサー
小松菜		200g (1束)	100g (1/2束)
A	プレーンヨーグルト	大さじ3	大さじ3
	はちみつ	大さじ1	大さじ1と1/2
	おろししょうが	小さじ1/2	小さじ1/2
水		ー	1/2カップ
ピンクポアブル(*)		少々	少々

ジューサーの場合は、小松菜をジューサーにかけ、Aを加え混ぜ、ピンクポアブルをふる。ミキサーの場合は、おろししょうが、ピンクポアブル以外の材料を入れて撹拌し、おろししょうがを加え混ぜ、ピンクポアブルをふる。＊ピンクポアブルとは、こしょうの仲間でピンク色のスパイス。

整腸作用のあるヨーグルトは
美肌づくりに欠かせない食材。

食物繊維豊富なバナナで
腸内環境を整え、血液サラサラ、
ツヤのある肌づくりに。

ほうれん草　バナナ　豆乳　きな粉　しょうが

材料		ジューサー	ミキサー
ほうれん草		100g (1/2束)	50g (1/4束)
バナナ		50g (1/2本)	50g (1/2本)
A	豆乳	1/4カップ	1/2カップ
	きな粉	大さじ1	大さじ1
	はちみつ	小さじ1	大さじ1
	おろししょうが	小さじ1/2	小さじ1/2

ジューサーの場合は、ほうれん草をジューサーにかけ、バナナをフォークでつぶす。Aを加え混ぜ、きな粉（分量外）をふる。／ミキサーの場合は、おろししょうが以外の材料を入れて撹拌し、おろししょうがを加え混ぜ、きな粉（分量外）をふる。

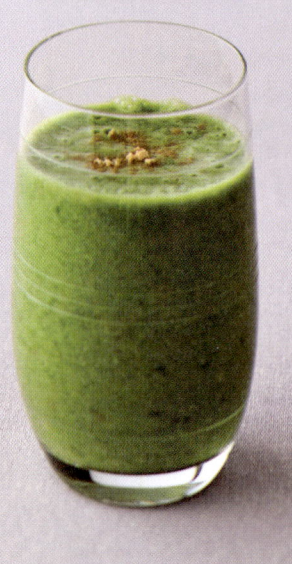

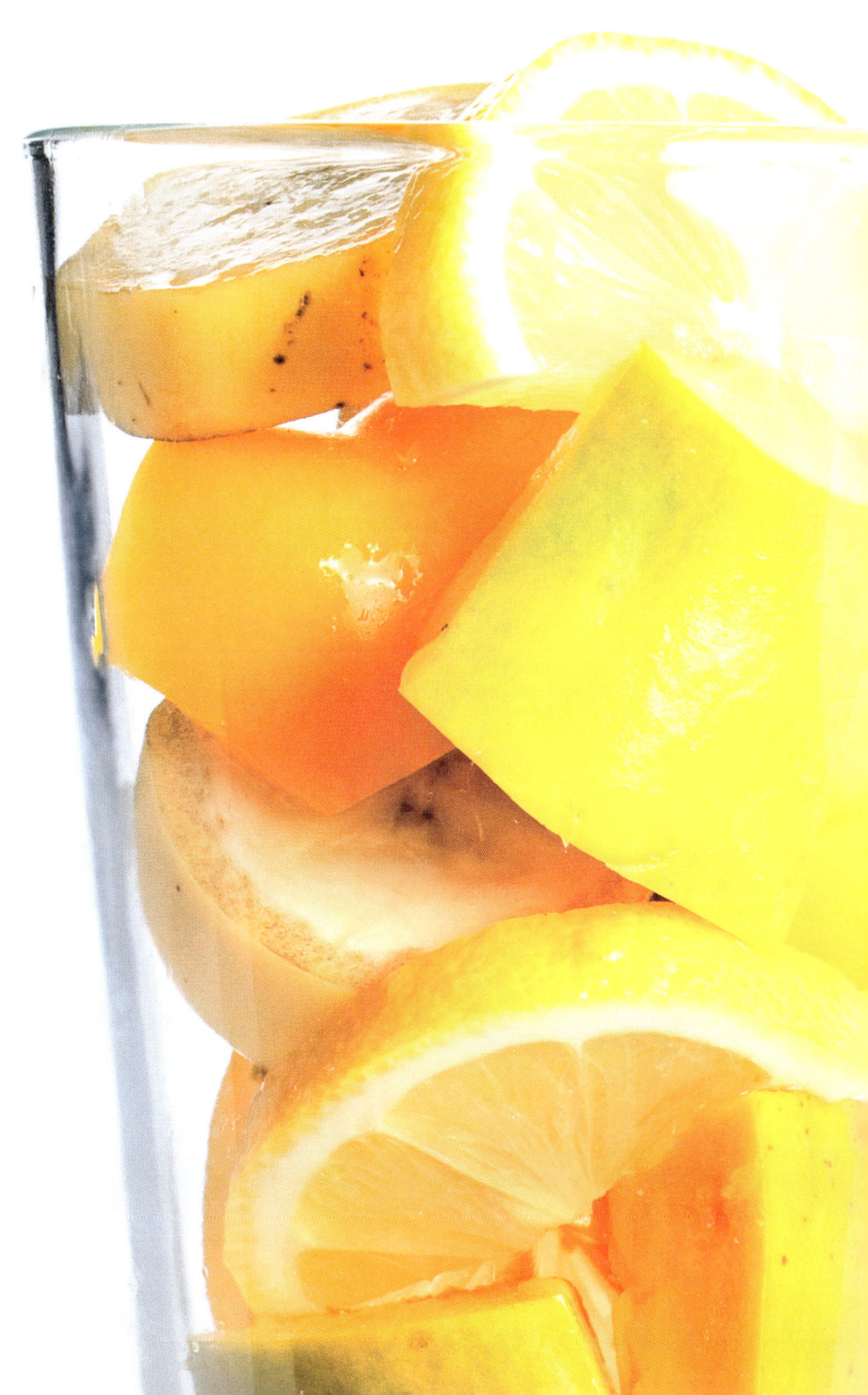

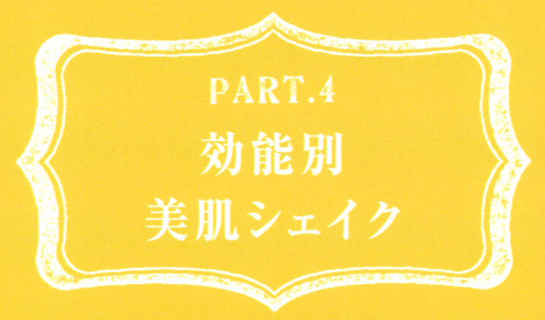

PART.4
効能別
美肌シェイク

そのときどきの肌の状態に合わせた美肌シェイクを飲めば、
いつでもつやつやな肌を保つことができます。
まずは、肌のトラブルのメカニズムとそのトラブルを解消する
野菜や果物がどんなものなのかを知りましょう。

シミ、くすみ

朝起きてから鏡を見てがっかりしてしまう、シミとくすみ。どうして急にできてしまうのか、メカニズムを知りましょう。そして、効果的な食材が何かを知りましょう。

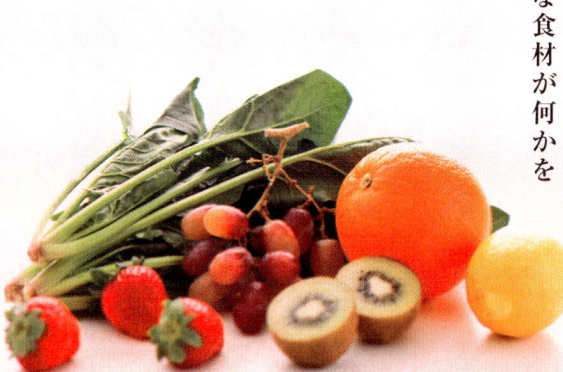

最大の原因は「紫外線」。加齢やストレスによる乱れも

シミとくすみの原因は「紫外線」。紫外線を浴びると、表皮の一番下の基底層にある細胞・メラノサイトが活性化され、シミやくすみの元となるメラニン色素が生成されます。

通常は肌のターンオーバー（代謝）が行われますが、長時間または強い紫外線を浴びたり、加齢やストレスなどによってターンオーバーのサイクルが崩れたりしてしまうと、メラニンが増加し蓄積して、色素沈着につながります。これがシミやくすみになるのです。また、血液の流れが悪くなったせいで、顔色がくすむこともあります。

摂りたい栄養素

メラニンを薄くする還元作用のあるビタミンCは生で摂るのが効果的。また、抗酸化作用のある成分・ポリフェノールの摂取も必須です。活性酸素が除去されにくくなるため、メラニンが作られにくくなります。なかでも「プロアントシアニジン（ブドウ種子エキス）」という、ぶどうの種や皮から採れるポリフェノールの一種は特に有効と言われ、赤ワインに多く含まれています。また、くすみ対策には体内の血液循環をよくする効果のある、ビタミンEの摂取もおすすめ。

シミ

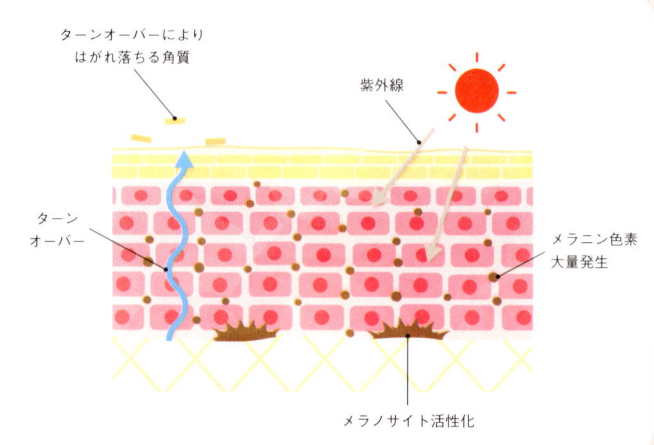

紫外線を浴びすぎると、メラノサイトが活性化され、メラニン色素が大量に生成されます。通常は約28日サイクルのターンオーバーで角質と一緒にはがれ落ちますが、ストレスや加齢によって基底層が弱まり、ターンオーバーのサイクルが乱れてしまうと、メラニン色素が残留し、結果的に色素沈着してしまいます。これがシミのもとになるのです。

くすみ

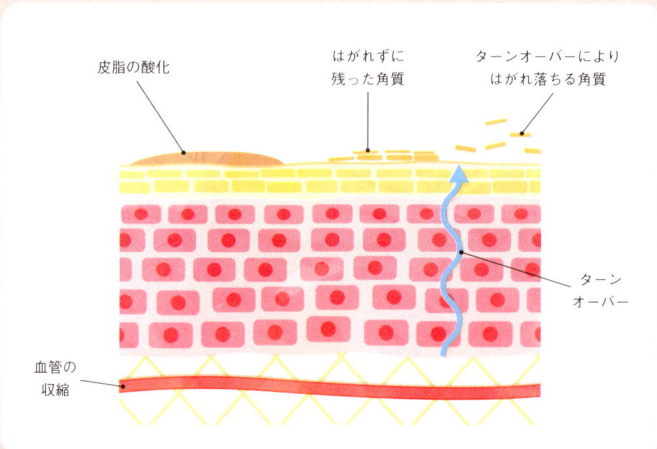

ストレスや冷えなどで血液の流れが悪くなると、肌のくすみにつながります。また、シミ同様に、ターンオーバーの乱れによって角質が残ってしまい、それが重なって厚みを増すこともくすみの原因のひとつ。角質層に老廃物がたまることで、肌のみずみずしさが失われてしまうのです。なお、メイクを長時間落とさないと、化粧品の油分が空気によって酸化し、くすんでしまうこともあります。

> シミ、くすみ
> に効くシェイク

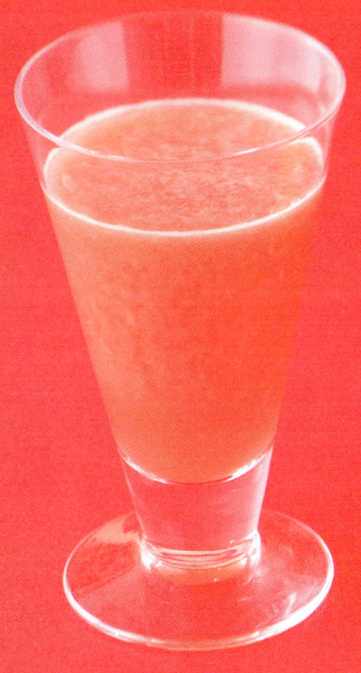

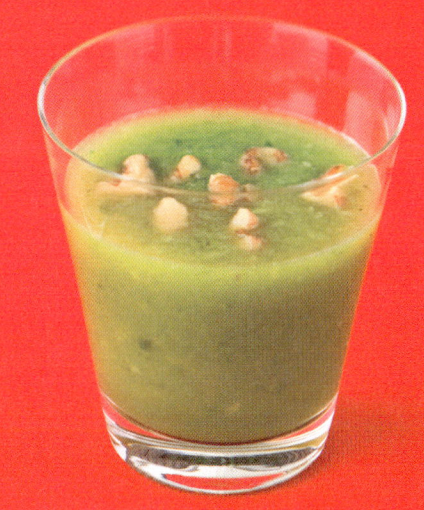

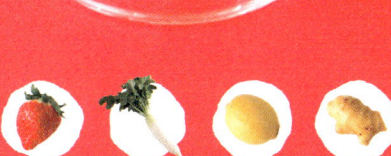

いちご　大根　レモン　しょうが

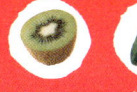 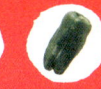

キウイフルーツ　ピーマン　しょうが　くるみ

いちごの豊富なビタミンCはコラーゲンの生成に効果的!

材料		ジューサー	ミキサー
いちご		200g (10粒)	100g (5粒)
大根		100g (3cm)	50g (1.5cm)
レモン		25g (1/4個)	10g (1/10個)
A	はちみつ	小さじ1	小さじ2
	おろししょうが	小さじ1/2	小さじ1/2
水		−	1/2 カップ

ジューサーの場合は、いちご、大根、レモンをジューサーにかけ、Aを加え混ぜる。／ミキサーの場合は、おろししょうが以外の材料を入れて撹拌し、おろししょうがを加え混ぜる。※ミキサーの場合、レモンは薄皮をむいた方が口当たりがよくなる。

キウイとピーマンに含まれるビタミンCの量はトップクラス!

材料		ジューサー	ミキサー
キウイフルーツ		240g (小4個)	80g (小1と1/3個)
ピーマン		50g (1と2/3個)	20g (2/3個)
A	はちみつ	小さじ1	小さじ2
	おろししょうが	小さじ1/2	小さじ1/2
水		−	1/2 カップ
くるみ		5g	5g

ジューサーの場合は、キウイフルーツ、ピーマンをジューサーにかけ、Aを加え混ぜ、砕いたくるみを散らす。／ミキサーの場合は、おろししょうが、くるみ以外の材料を入れて撹拌し、おろししょうがを加え混ぜ、砕いたくるみを散らす。

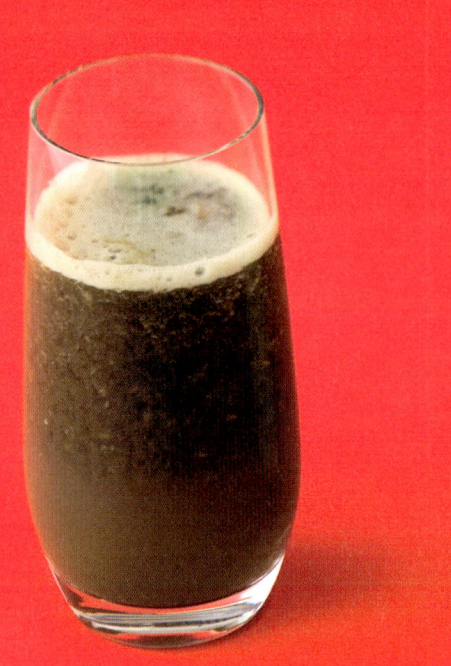
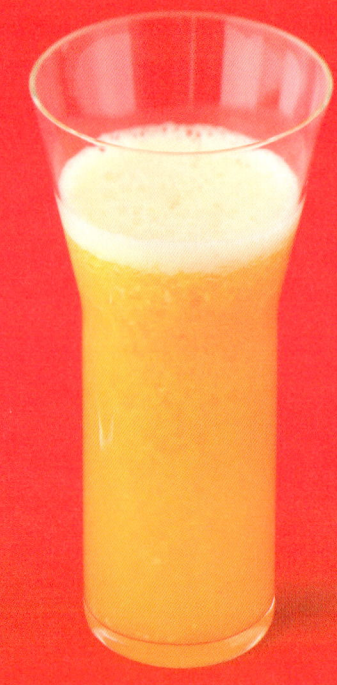

ぶどう　ほうれん草　しょうが　　　オレンジ　キャベツ　パセリ　しょうが

ぶどうの皮に含まれるポリフェノールとほうれん草のビタミンで抗酸化！

材料	ジューサー	ミキサー
ぶどう	300g (24粒)	150g (12粒)
ほうれん草	80g (2/5束)	40g (1/5束)
おろししょうが	小さじ1/2	小さじ1/2
水	－	1/2カップ

ジューサーの場合は、ぶどう、ほうれん草をジューサーにかけ、おろししょうがを加え混ぜる。／ミキサーの場合は、おろししょうが以外の材料を入れて撹拌し、おろししょうがを加え混ぜる。

オレンジのビタミンCとキャベツのイソチオシアネートのダブル効果！

材料	ジューサー	ミキサー
オレンジ	200g (1個)	100g (1/2個)
キャベツ	100g (大2枚)	50g (大1枚)
パセリ	5g (1枝)	2g (1房)
おろししょうが	小さじ1/2	小さじ1/2
はちみつ	－	小さじ1
水	－	1/2カップ

ジューサーの場合は、オレンジ、キャベツ、パセリをジューサーにかけ、おろししょうがを加え混ぜる。／ミキサーの場合は、おろししょうが以外の材料を入れて撹拌し、おろししょうがを加え混ぜる。※ミキサーの場合、オレンジは薄皮をむいた方が口当たりがよくなる。

乾燥肌、肌あれ

お肌の潤いがなくなることで、乾燥肌になってしまい、肌あれのトラブルを招きやすくなります。美肌シェイクで潤いを取り戻しましょう。

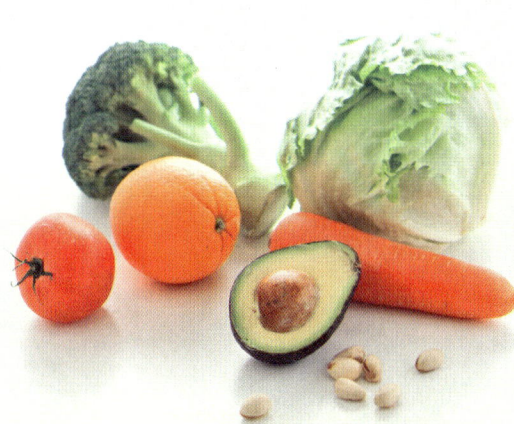

角質層の水分不足が原因。肌の新陳代謝をアップさせて

肌のカサつきによるかゆみなど、肌あれを誘発することもある乾燥肌。外気の乾燥により湿度が低下し、肌表面の水分が蒸発して乾くことが原因のひとつですが、ただ湿度を上げればよいわけではありません。そもそも、肌が乾燥している状態とは、肌の0.02mmのところにある角質層の水分不足を指します。この角質層の保水システムを変えない限り、乾燥肌は直りません。改善するには、きちんと保湿ケアを行うこと。また、睡眠不足や慢性疲労などの生活習慣を変えることが大切です。そのうえで、体内から肌の新陳代謝をアップさせましょう。

摂りたい栄養素

脂質の代謝に効果的なビタミンB₂は、角質層に潤いを与えます。たんぱく質の代謝を助けるビタミンB₆は、脂漏性皮膚炎にも効果を発揮。また、酸化を防いで血流をよくするビタミンE、コラーゲンの生成に働くビタミンCも摂取したい栄養素。なお、体内でビタミンAに変換される「βカロテン」は肌の角質化を防ぐので、肌荒れ防止に効果的。脂肪酸「αリノレン酸」は炎症の悪化を防ぐので、肌あれのときに摂りたい成分です。

102

乾燥肌

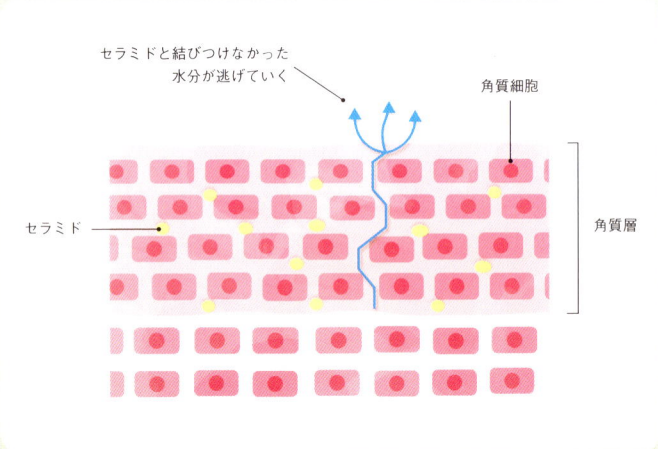

角質層には無数の「角質細胞」があり、その間にはセラミドという成分が存在しています。この成分は、水分と結びついて肌の潤いを守っています。しかし、加齢により減少してしまうため、結びつけなかった水分が逃げていき、肌の乾燥が進んでしまうのです。

肌あれ、かゆみ

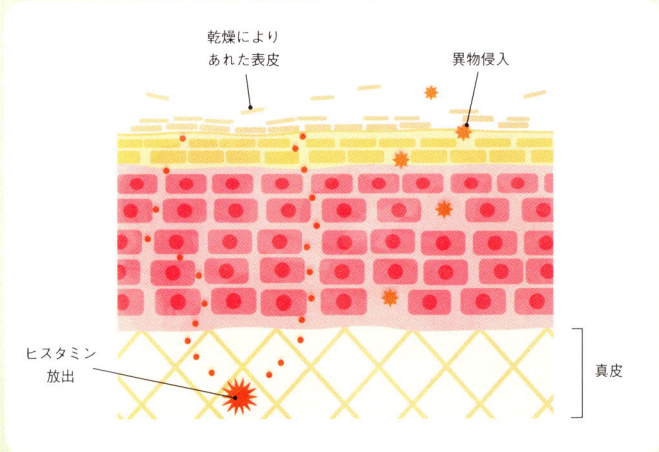

乾燥が進むことで、表皮の皮膚膜があれ、ダニやほこり、細菌などの異物が侵入しやすくなります。それにより、肌が敏感になって、かゆみを感じるように。そして、かゆいからとかいていると、肌はますますあれていきます。異物が入り、水分が蒸発してしまうほか、真皮にある細胞から、ヒスタミンというかゆみを感じる成分が放出されてしまうのです。

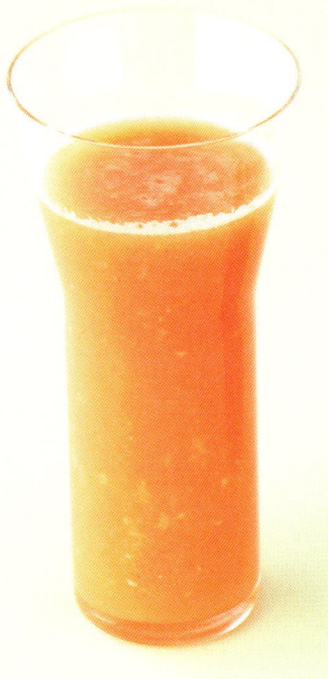
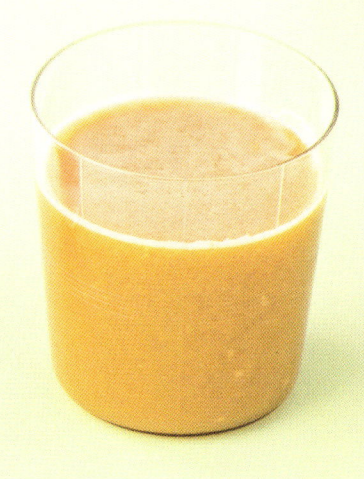

> **乾燥肌、肌あれ**
> に効くシェイク

トマト　　オレンジ　　しょうが　　　　　にんじん　ブロッコリー　オレンジ　しょうが

コラーゲンの生成に効くビタミンCを
たっぷり補給してしっとり美肌に

材料	ジューサー	ミキサー
トマト	100g (1/2個)	50g (1/4個)
オレンジ	200g (1個)	100g (1/2個)
おろししょうが	**小さじ1/2**	**小さじ1/2**
はちみつ	−	小さじ1
水	−	1/2 カップ

ジューサーの場合は、トマト、オレンジをジューサーにかけ、おろししょうがを加え混ぜる。／ミキサーの場合は、おろししょうが以外の材料を入れて撹拌し、おろししょうがを加え混ぜる。※ミキサーの場合、オレンジは薄皮をむいた方が口当たりがよくなる。

βカロテンとビタミンCを
たっぷり補給して肌あれ防止に！

材料		ジューサー	ミキサー
にんじん		100g (大1/2本)	50g (大1/4本)
ブロッコリー		50g (1/6株)	25g (1/12株)
オレンジ		200g (1個)	100g (1/2個)
A	はちみつ	小さじ1	小さじ2
	おろししょうが	**小さじ1/2**	**小さじ1/2**
水		−	1/2 カップ

ジューサーの場合は、にんじん、ブロッコリー、オレンジをジューサーにかけ、Aを加え混ぜる。／ミキサーの場合は、おろししょうが以外の材料を入れて撹拌し、おろししょうがを加え混ぜる。※ミキサーの場合、オレンジは薄皮をむいた方が口当たりがよくなる。

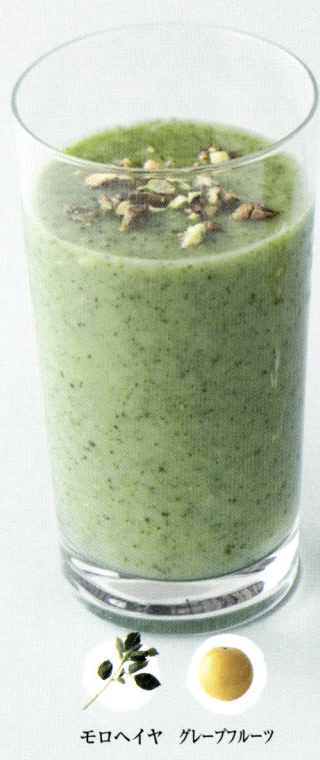
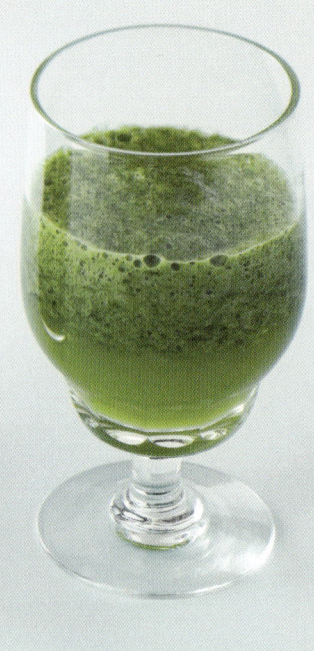

モロヘイヤ　グレープフルーツ

小松菜　レタス　キウイフルーツ　しょうが

アボカド　しょうが　ピスタチオ

ビタミンB_2とB_6、Eを補給して肌の新陳代謝をアップ！

材料		ミキサー
	モロヘイヤ	30g (1/3束)
	グレープフルーツ	200g (2/3個)
A	アボカド	50g (1/4個)
	はちみつ	小さじ2
	水	1/2 カップ
おろししょうが		小さじ1/2
ピスタチオ		5g

ミキサーでAを撹拌し、おろししょうがを加え混ぜる。砕いたピスタチオを散らす。※グレープフルーツは薄皮をむいた方が口当たりがよくなる。

青菜のαリノレン酸とキウイのビタミンCで乾燥肌を改善！

材料		ジューサー	ミキサー
	小松菜	100g (1/2束)	50g (1/4束)
	レタス	100g (3枚)	50g (1と1/2枚)
	キウイフルーツ	180g (小3個)	100g (大1個)
A	はちみつ	小さじ2	大さじ1と1/2
	おろししょうが	小さじ1/2	小さじ1/2
	水	−	1/2 カップ

ジューサーの場合は、小松菜、レタス、キウイフルーツをジューサーにかけ、Aを加え混ぜる。／ミキサーの場合は、おろししょうが以外の材料を入れて撹拌し、おろししょうがを加え混ぜる。

シワ、たるみ

加齢によるシワやたるみは、しょうがないものとあきらめていませんか？食生活を改善し、美肌シェイクでシワ、たるみを解消しましょう。

加齢、紫外線、ストレスなどの他、「糖化」現象が主な原因

シワ・たるみの主な原因は加齢ですが、紫外線を過剰に浴びると肌の弾力を支えるコラーゲンが分断され、シワ・たるみにつながります。また、ストレスや睡眠不足、過度なダイエットも、肌弾力の低下を促進する悪い習慣です。肌に大切なコラーゲンやエラスチンを減少させる活性酸素が多く生み出されてしまいます。

また近年、原因として挙げられるのが「糖化」現象です。これは余分に摂取した糖分が、体内でたんぱく質と結合して「AGEs」という老化物質に変わること。この物質によって体内の糖化が進むと、肌のキメが粗くなって、シワ・たるみの増加につながります。

摂りたい栄養素

抗酸化作用のあるポリフェノールは、活性酸素の増加を防ぎ、コラーゲンやエラスチンを保つ働きがあります。糖化を防ぐには、まずスナック菓子や糖質の多い食事は避け、コラーゲンの材料となる良質な植物性たんぱく質を摂りましょう。そして、老化の原因となる過酸化脂質を抑えたり、コラーゲンを丈夫にするビタミンCと、コラーゲン増加を促すビタミンAの摂取も心がけることが大切です。

シワ、たるみ

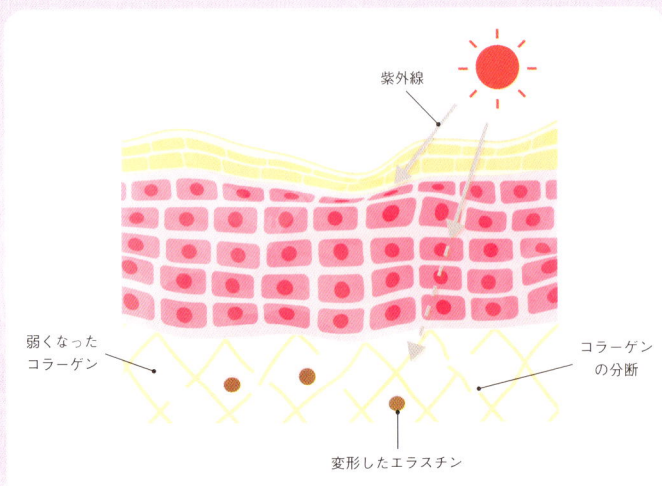

肌のハリを支えるのは、肌の奥にある真皮の約70%を占めているコラーゲンです。加齢によって減少しますが、特に40代以降は、コラーゲンを生成する力が弱くなって激減します。そしてさらにコラーゲンの生成を阻んでしまうのが、紫外線です。紫外線はコラーゲンを分断し、コラーゲンに絡みついて肌のハリを維持する役割を持つエラスチンを変形させ、減少させてしまいます。これが、シワやたるみの原因となるのです。

糖化現象

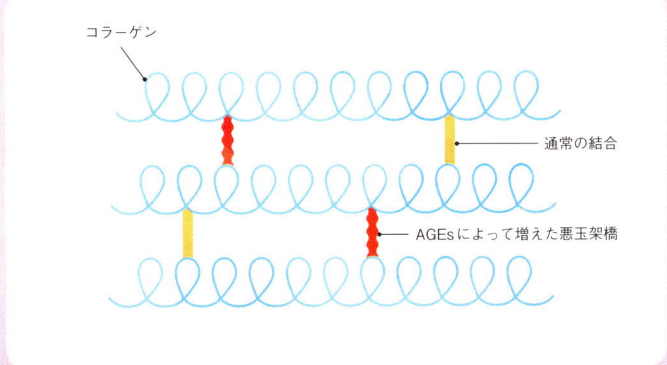

シワやたるみの一因である「糖化現象」。もともとコラーゲンの線維は橋を架けるように結合し、それによって肌のハリが維持されています。しかし、体内で「AGEs」という老化物質が生まれると、それがコラーゲン間で余分な結合を行い（悪玉架橋と呼ばれます）、コラーゲン同士をガチガチに固めてしまいます。そのせいで肌はしなやかさやハリを失い、シワやたるみにつながるのです。

シワ、たるみ に効くシェイク

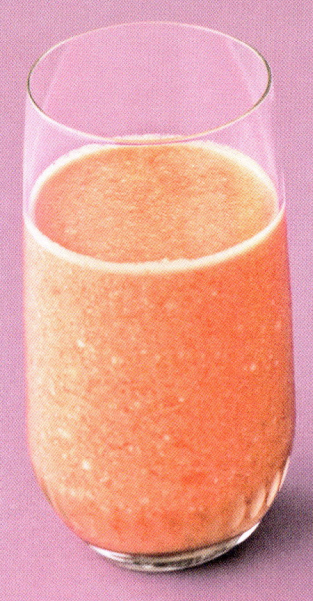

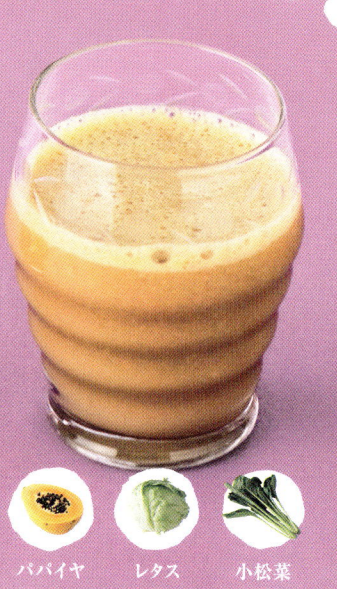

パパイヤ　レタス　小松菜

レモン　豆乳　しょうが

パプリカ　キャベツ　プレーンヨーグルト　しょうが

ビタミンCとイソチオシアネートの強力な抗酸化作用でシワを解消！

材料		ジューサー	ミキサー
パプリカ（赤）		100g (1/2個)	50g (1/4個)
キャベツ		100g (大2枚)	50g (大1枚)
A	プレーンヨーグルト	大さじ3	大さじ3
	はちみつ	小さじ2	大さじ1
	おろししょうが	小さじ1/2	小さじ1/2
水		−	1/2 カップ

ジューサーの場合は、パプリカ、キャベツをジューサーにかけ、Aを加え混ぜる。／ミキサーの場合は、おろししょうが以外の材料を入れて撹拌し、おろししょうがを加え混ぜる。

たっぷりのビタミンCとβカロテンで老化を防ぎ、コラーゲンを増やす！

材料		ジューサー	ミキサー
パパイヤ		200g (4/5個)	100g (2/5個)
レタス		50g (1と1/2枚)	25g (3/4枚)
小松菜		50g (1/4束)	25g (1/8束)
レモン		25g (1/4個)	10g (1/10個)
A	豆乳	1/4 カップ	1/2 カップ
	はちみつ	小さじ2	大さじ1
	おろししょうが	小さじ1/2	小さじ1/2

ジューサーの場合は、パパイヤ、レタス、小松菜、レモンをジューサーにかけ、Aを加え混ぜる。／ミキサーの場合は、おろししょうが以外の材料を入れて撹拌し、おろししょうがを加え混ぜる。※ミキサーの場合、レモンは薄皮をむいた方が口当たりがよくなる。

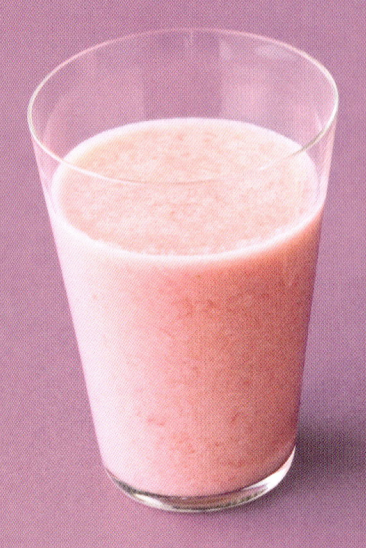
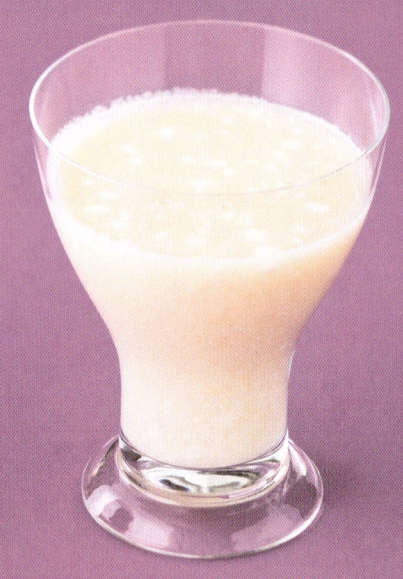

   　　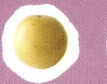

いちご　　かぶ　　豆乳　　しょうが　　　グレープフルーツ　トマト　プレーンヨーグルト　しょうが

いちごとかぶのビタミンCで過酸化脂質を抑えて老化防止！

材料		ジューサー	ミキサー
いちご		200g (10粒)	100g (5粒)
かぶ		50g (1/4個)	25g (1/8個)
A	豆乳	1/4カップ	1/2カップ
	はちみつ	小さじ1	小さじ2
	おろししょうが	小さじ1/2	小さじ1/2

ジューサーの場合は、いちご、かぶをジューサーにかけ、Aを加え混ぜる。／ミキサーの場合は、おろししょうが以外の材料を入れて攪拌し、おろししょうがを加え混ぜる。

ビタミンCとリコピンで肌を蘇らせ、シワやたるみを解消！

材料		ジューサー	ミキサー
グレープフルーツ		200g (2/3個)	100g (1/3個)
トマト		50g (中1/4個)	25g (中1/8個)
A	プレーンヨーグルト	大さじ3	大さじ2
	はちみつ	小さじ1	小さじ2
	おろししょうが	小さじ1/2	小さじ1/2
水		−	1/2カップ

ジューサーの場合は、グレープフルーツ、トマトをジューサーにかけ、Aを加え混ぜる。／ミキサーの場合は、おろししょうが以外の材料を入れて攪拌し、おろししょうがを加え混ぜる。※ミキサーの場合、グレープフルーツは薄皮をむいた方が口当たりがよくなる。

ニキビ

大人になっても気になるニキビ。ニキビを解消するために必要な栄養素を知り、おいしい美肌シェイクでキレイな肌を目指しましょう。

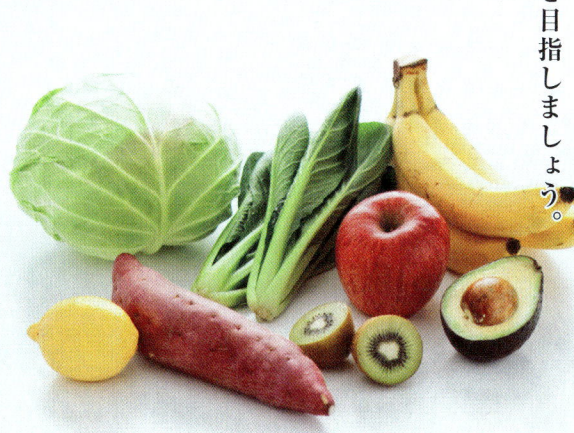

長時間のメイクや寝不足、ストレスなどが原因

ニキビができる原因は、毛穴の詰まりです。過剰な皮脂と古い角質が毛穴をふさいだときに、アクネ菌が増殖して炎症を起こし、毛穴が詰まります。大人ニキビの場合、生理によるホルモンバランスの乱れや肌の乾燥、長時間のメイクなど、炎症の理由はさまざま。また、寝不足やストレス、便秘なども、肌のターンオーバーを狂わしてニキビを発生させる原因となります。さらに、生理前の黄体ホルモンの関係により、皮脂が増えて毛穴が詰まることもあります。

摂りたい栄養素

まず美肌づくりに欠かせないビタミンC。コラーゲンの生成に働きかけるほか、メラニン色素沈着を防ぐのでニキビ予防にも効果的です。さらにビタミンEは、血流をよくして、肌の回復力を高めます。また、免疫力を高めてアクネ菌の増殖を防ぐ、ビタミンAも摂取を。体内でビタミンAに変わるβカロテンを含む野菜を摂りましょう。他にも、皮脂の過剰分泌を抑えるビタミンB群も必須です。便秘は肌の免疫力を下げるので、ニキビの大敵。食物繊維が豊富な食材も合わせて食べることを心がけましょう。

ニキビ

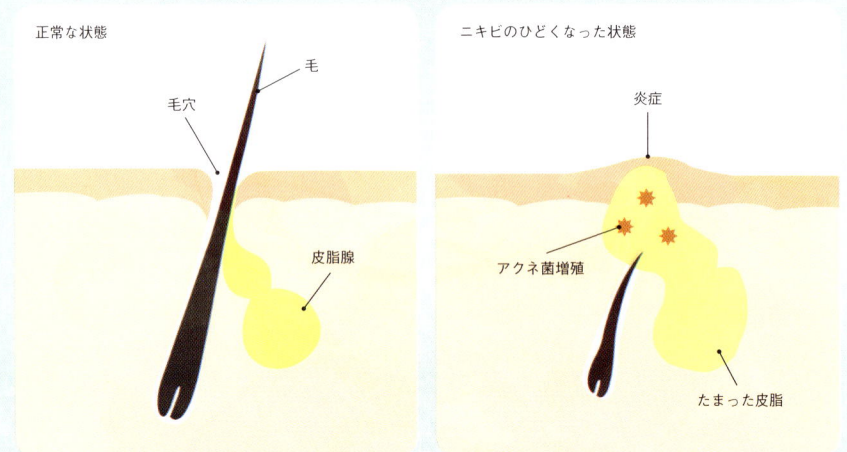

アクネ菌は脂肪を好むいっぽう、空気内の酸素に触れるのを嫌うため、いったん毛穴がふさがって皮脂が詰まると、一気に増殖してしまいます。そして内部で活性酸素を生み出して皮脂を酸化させるため、炎症を起こしてしまうのです。最初は白っぽい白ニキビの状態になり、酸化が進むと黒ニキビに、内部で炎症が起こると赤ニキビに発展します。

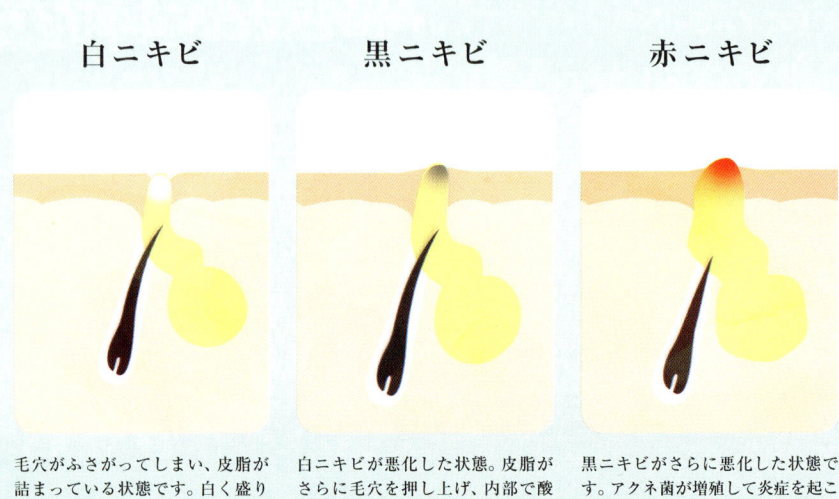

白ニキビ — 毛穴がふさがってしまい、皮脂が詰まっている状態です。白く盛り上がってきます。

黒ニキビ — 白ニキビが悪化した状態。皮脂がさらに毛穴を押し上げ、内部で酸化したために黒ずんで見えます。

赤ニキビ — 黒ニキビがさらに悪化した状態です。アクネ菌が増殖して炎症を起こし、赤く盛り上がってしまいます。

> **ニキビ**
> に効くシェイク

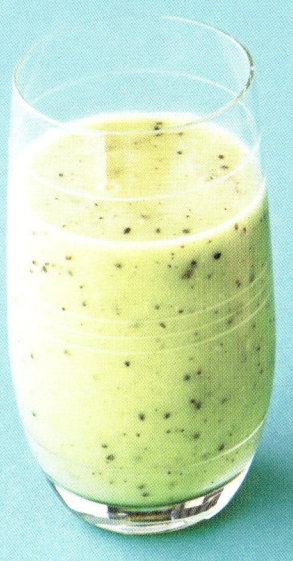
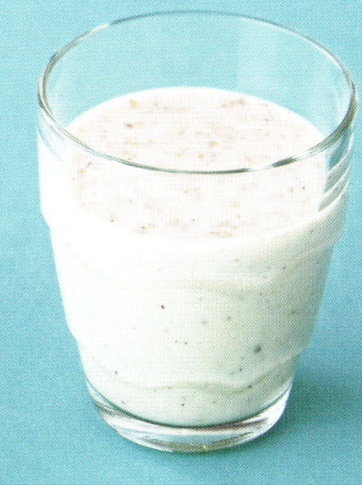

アボカド　キウイフルーツ　しょうが

さつまいも　豆乳　白すりごま　しょうが

ビタミンEたっぷりのアボカドと
ビタミンCの多いキウイで肌を回復！

材料	ミキサー	
A	アボカド	50g (1/4個)
	キウイフルーツ	120g (小2個)
	はちみつ	小さじ1
	水	1/2カップ
おろししょうが		小さじ1/2

ミキサーでAを撹拌し、おろししょうがを加え混ぜる。

さつまいもの食物繊維で
便秘を解消し、免疫力アップ！

材料		
さつまいも		50g (1/8本)
A	豆乳	3/4カップ
	白すりごま	大さじ1
	はちみつ	大さじ1
おろししょうが		小さじ1/2

さつまいもはすりおろし、Aを加え混ぜる。

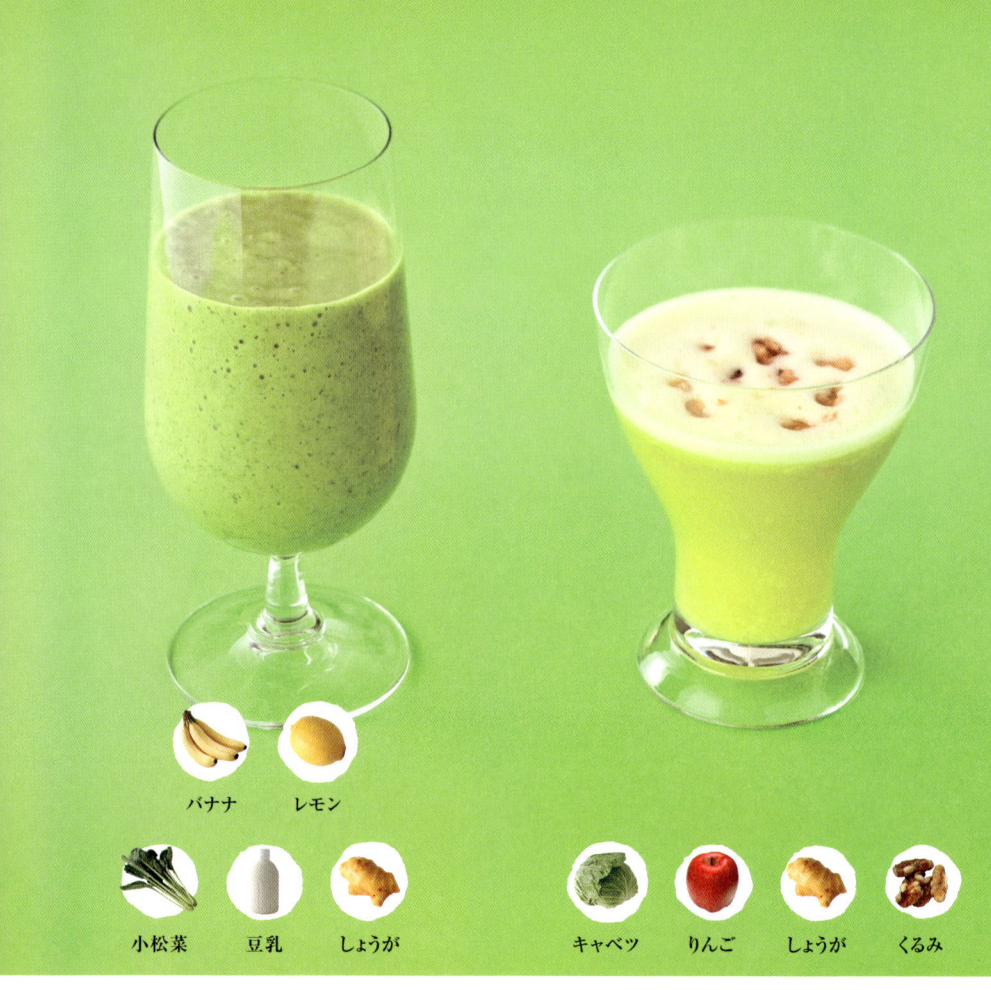

バナナ　レモン

小松菜　豆乳　しょうが

キャベツ　りんご　しょうが　くるみ

バナナと小松菜の食物繊維で
ニキビの大敵、便秘を解消！

材料		ミキサー
A	バナナ	100g (1本)
	レモン	25g (1/4個)
	小松菜	50g (1/4束)
	豆乳	1/2カップ
おろししょうが		小さじ1/2

ミキサーでAを撹拌し、おろししょうがを加え混ぜる。※レモンは薄皮をむいた方が口当たりがよくなる。

イソチオシアネートとペクチンで
デトックス効果も絶大で肌も元気に！

材料	ジューサー	ミキサー
キャベツ	100g (大2枚)	50g (大1枚)
りんご	200g (1個)	100g (1/2個)
おろししょうが	小さじ1/2	小さじ1/2
はちみつ	—	小さじ1
水	—	1/2 カップ
くるみ	5g	5g

ジューサーの場合は、キャベツ、りんごをジューサーにかけ、おろししょうがを加え混ぜ、砕いたくるみを散らす。／ミキサーの場合は、おろししょうが以外の材料を入れて撹拌し、おろししょうがを加え混ぜ、砕いたくるみを散らす。

日焼け、美白

夏の強烈な日差しを浴びて
日焼けした肌はやけどの状態。
肌の外側と内側から
しっかり保湿ケアと
美白ケアをすることが大切

紫外線に長く当たって
やけどのような状態に

紫外線に長く当たることで日焼けした肌は、程度の差はありますが、やけどのような状態です。ひどい時には、水ぶくれが起きたり、皮がむけたりしてしまうので、急いで対処することが大切です。

肌の外側からのアプローチで大切なのは「冷やすこと」。冷たいタオルや氷を入れた袋を肌に当て、ほてりが収まるまでしっかり冷やします。また、日焼け肌は乾燥しやすいので、保湿効果の高い化粧水でとことん保水をし、美容液と乳液をつけましょう。そのあとに、美白成分を内外から肌を回復に導きます。

摂りたい栄養素

体内からのケアとして、日焼け後に摂取したいビタミンC。抗酸化作用があり、メラニン色素の沈着を防ぐ、美白効果が高い栄養素。また、同様に抗酸化作用のあるビタミンEを合わせて摂取すると、肌の回復力が高まります。血液の流れもよくするため、肌のターンオーバーを活性化させ、美肌づくりに欠かせません。さらに、βカロテンの摂取も重要。皮膚や粘膜の形成に役立つため、日焼けで傷んだ肌を回復に導きます。

加えましょう。基礎化粧品は美白効果が高いものを使い、欠かさずケアを。

日焼け

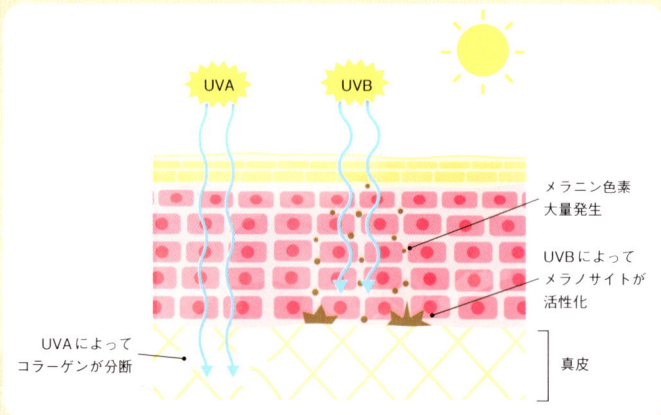

　日焼けの原因となる紫外線には、UVAとUVBという波長が含まれています。UVAはUVBの20倍も多く降り注ぎ、波長が長いのが特徴です。肌の奥にある真皮層まで届き、コラーゲンの線維を断ち切ってしまいます。そのため、時間をかけて肌を黒くする日焼け（サンタン）を引き起こすほか、シワの生成にもつながります。いっぽう、UVBは波長は短いものの、とてもエネルギーが強く、表皮の細胞を傷つけて炎症を引き起こします。日光を浴びて肌が赤くなる日焼け（サンバーン）や水ぶくれの症状は、このUVBが原因です。また、メラノサイトを活性化させるため、シミやひどい場合は皮膚がんにもつながる恐れがあります。

美白

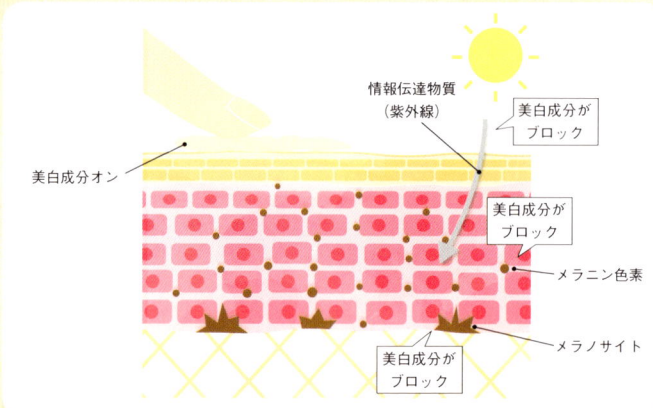

　紫外線によってメラノサイトが活性化されると、メラニン色素が大量に発生します。そのとき肌のターンオーバーが乱れていると、色素が残留して沈着し、シミやくすみが生じて美白対策が必要な状態になります。美白成分を内外から加えると、まず紫外線からメラノサイトの活性化を促す情報伝達物質をブロックするよう、働きかけることができます。次に、メラノサイトからメラニン色素が生成されるのを阻み、さらにすでにできてしまったメラニン色素を還元することで、色の黒ずみを抑えるのに効果的です。

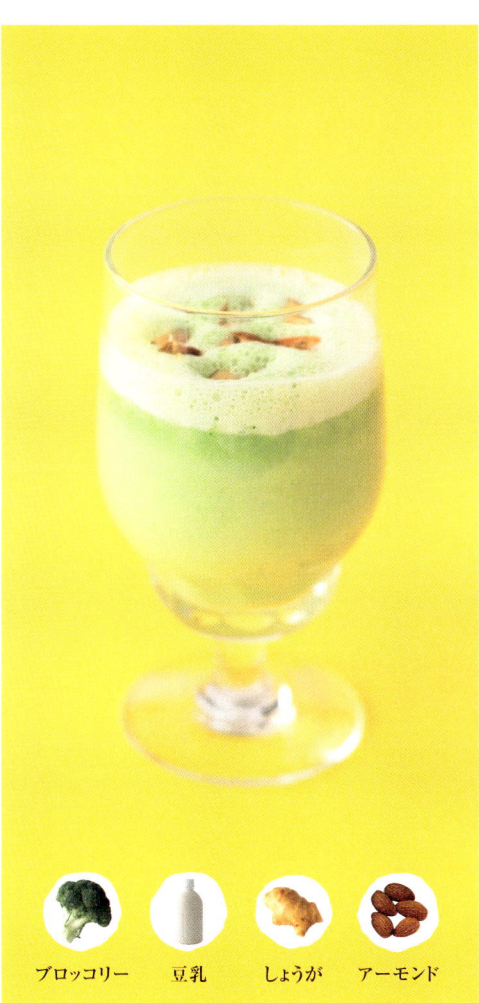
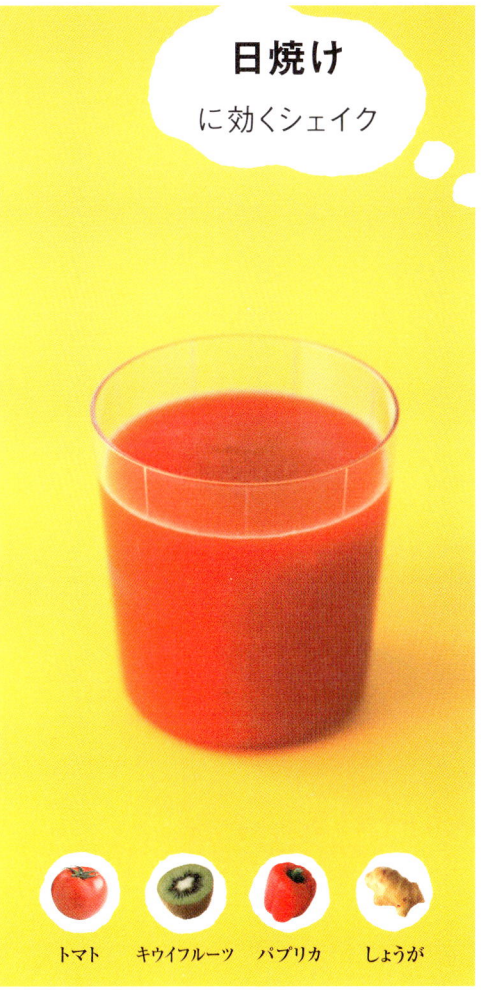

> 日焼け
> に効くシェイク

ブロッコリー　豆乳　しょうが　アーモンド

トマト　キウイフルーツ　パプリカ　しょうが

**ブロッコリーのビタミンCと
アーモンドのビタミンEで肌を回復！**

**抗酸化作用の強いビタミンCを
たっぷり補給できる！**

材料		ジューサー	ミキサー
ブロッコリー		200g (2/3株)	100g (1/3株)
A	豆乳	1/2カップ	3/4カップ
	はちみつ	小さじ2	大さじ1
	おろししょうが	小さじ1/2	小さじ1/2
アーモンド		5g	5g

ジューサーの場合は、ブロッコリーをジューサーにかけ、Aを加え混ぜ、砕いたアーモンドを散らす。／ミキサーの場合は、おろししょうがを、アーモンド以外の材料を入れて撹拌し、おろししょうがを加え混ぜ、砕いたアーモンドを散らす。

材料		ジューサー	ミキサー
トマト		200g (中1個)	100g (中1/2個)
キウイフルーツ		60g (小1個)	30g (小1/2個)
パプリカ (赤)		120g (3/5個)	60g
A	はちみつ	小さじ2	大さじ1
	おろししょうが	小さじ1/2	小さじ1/2
水		−	1/2カップ

ジューサーの場合は、トマト、キウイフルーツ、パプリカをジューサーにかけ、Aを加え混ぜる。／ミキサーの場合は、おろししょうが以外の材料を入れて撹拌し、おろししょうがを加え混ぜる。

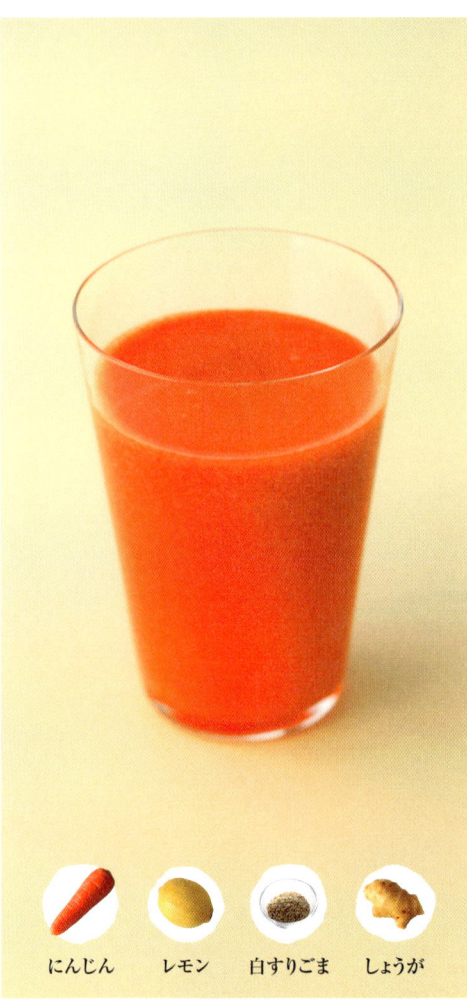

にんじん　レモン　白すりごま　しょうが

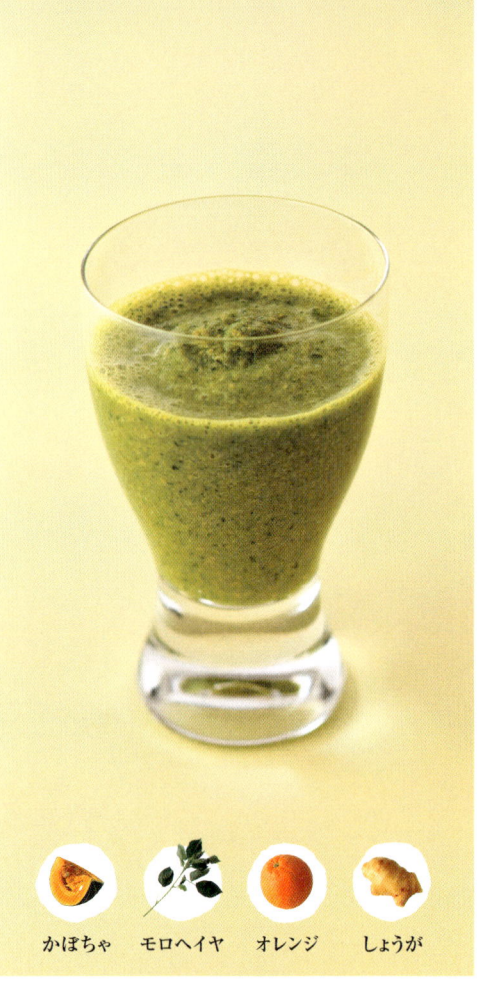

かぼちゃ　モロヘイヤ　オレンジ　しょうが

βカロテン、ビタミンC、ビタミンB₂ をたっぷり補給!

材料		ジューサー	ミキサー
にんじん		400g (大2本)	200g (大1本)
レモン		25g (1/4個)	10g (1/10個)
A	白すりごま	小さじ1	小さじ1
	はちみつ	小さじ1	小さじ2
	おろししょうが	小さじ1/2	小さじ1/2
水		ー	1/2 カップ

ジューサーの場合は、にんじん、レモンをジューサーにかけ、Aを加え混ぜる。／ミキサーの場合は、おろししょうが以外の材料を入れて撹拌し、おろししょうがを加え混ぜる。※ミキサーの場合、レモンは薄皮をむいた方が口当たりがよくなる。

ビタミンEとC、βカロテンが 日焼けに効く!

材料		ミキサー
かぼちゃ		100g
モロヘイヤ		25g
A	オレンジ	100g (1/2個)
	はちみつ	大さじ1
	水	1/2 カップ
おろししょうが		小さじ1/2

ミキサーでAを撹拌し、おろししょうがを加え混ぜる。
※オレンジは薄皮をむいた方が口当たりがよくなる。

> **美白**
> に効くシェイク

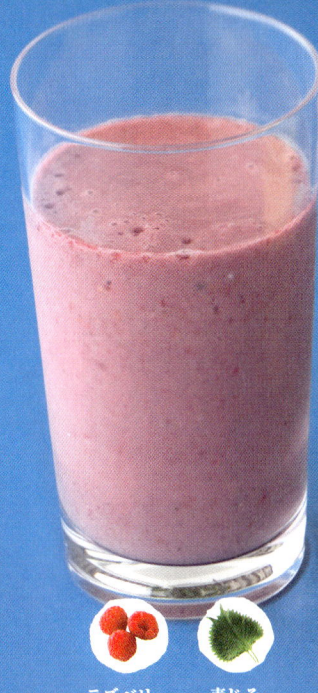

ラズベリー　青じそ

キャベツ　豆乳　しょうが

**ビタミンCとβカロテンで
肌のターンオーバーを活性化！**

材料		ミキサー
	ラズベリー	100g
	青じそ	5g (5枚)
A	キャベツ	50g (大1枚)
	豆乳	3/4カップ
	はちみつ	小さじ2
おろししょうが		小さじ1/2

ミキサーでAを撹拌し、おろししょうがを加え混ぜる。

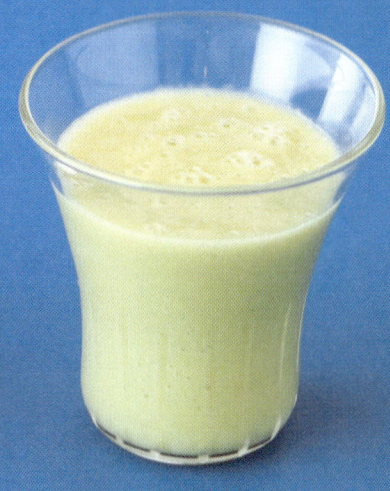

ゆず　水出し緑茶　アボカド　しょうが

**ビタミンCたっぷりのゆずと緑茶、
ビタミンEの豊富なアボカドで美白！**

材料		ミキサー
	ゆず	70g (1個)
A	水出し緑茶	3/4カップ
	アボカド	50g (1/4個)
	はちみつ	小さじ2
おろししょうが		小さじ1/2

ゆずは半分に切って、スクイーザーで搾る。／ミキサーでAを撹拌し、おろししょうがを加え混ぜる。※水出し緑茶は、緑茶（茶葉）大さじ1を水3/4カップに浸して半日ほどおいて、茶こしでこす。

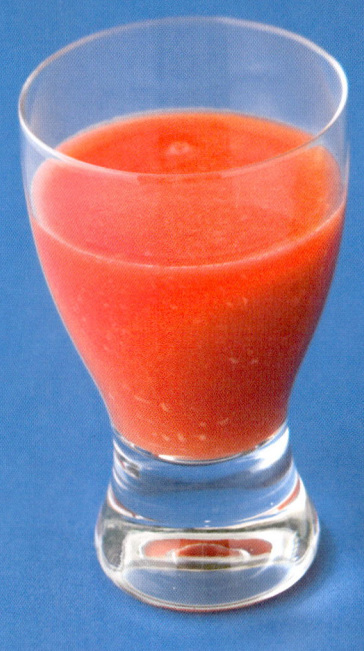
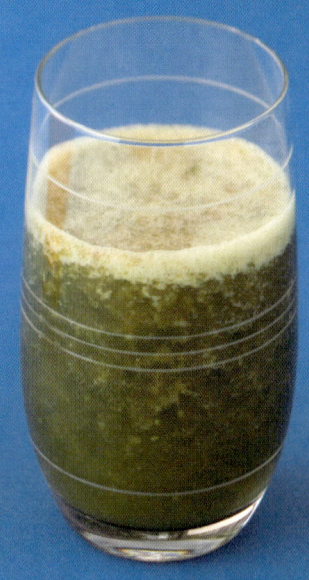

いちご　パプリカ　しょうが　　　トマト　ほうれん草　レモン　しょうが

**ビタミンC豊富な野菜と果物で　　　ビタミンCたっぷりドリンクで
メラニン色素の沈着を防ぐ！　　　　美白に効く！**

材料	ジューサー	ミキサー
いちご	200g (10粒)	100g (5粒)
パプリカ（赤）	50g (1/4個)	25g (1/8個)
おろししょうが	小さじ1/2	小さじ1/2
はちみつ	—	小さじ1
水	—	1/2カップ

ジューサーの場合は、いちご、パプリカをジューサーにかけ、おろししょうがを加え混ぜる。／ミキサーの場合は、おろししょうが以外の材料を入れて撹拌し、おろししょうがを加え混ぜる。

材料		ジューサー	ミキサー
トマト		50g (中1/4個)	25g (中1/8個)
ほうれん草		50g (1/4束)	25g (1/8束)
レモン		50g (1/2個)	25g (1/4個)
A	はちみつ	小さじ1	大さじ1
	おろししょうが	小さじ1/2	小さじ1/2
水		—	1/2カップ

ジューサーの場合は、トマト、ほうれん草、レモンをジューサーにかけ、Aを加え混ぜる。／ミキサーの場合は、おろししょうが以外の材料を入れて撹拌し、おろししょうがを加え混ぜる。※ミキサーの場合、レモンは薄皮をむいた方が口当たりがよくなる。

むくみ

朝起きたときに顔がむくんでいることはありませんか？下半身にあらわれやすいむくみが顔にあらわれる原因を知りましょう。

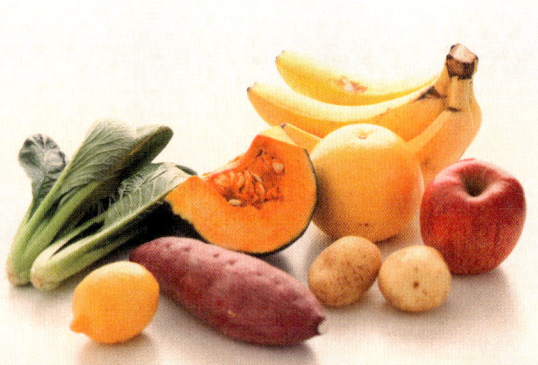

顔や脚のむくみの主な原因はリンパ節の詰まり

一般的にむくみは下半身、特に脚に現れます。体内の水分代謝が低下し、毛細血管の外側の水分が正常よりも多くたまってしまう状態です。放っておくと、セルライトを生成します。顔のむくみは、朝起きがけから午前中には消えますが、その原因は塩分の摂り過ぎ、長時間同じ体勢での作業、筋力低下、睡眠不足、ホルモンバランスの乱れなどが挙げられます。特に多い原因はリンパ節の詰まりです。脚の付け根や腋の下などには「リンパ節」という、リンパ液内の細菌や異物を処理するろ過装置があります。余分な水分や老廃物がたまると、余分な水分や老廃物がたまります。疲労や冷え、ストレスで詰まるほか、肝臓や心臓の病気が原因のこともあるので要注意です。

摂りたい栄養素

塩分過多の人は、ナトリウムが過剰になってカリウム不足に陥るとむくみが悪化するので、カリウムを補いましょう。また、疲労回復で知られるクエン酸は、代謝を活発にするため、水分代謝を整えるのに効果的。さらに、血流をよくするため、必要な栄養素を運んで老廃物の排出を促すビタミンEも効果的な栄養素です。

むくみ

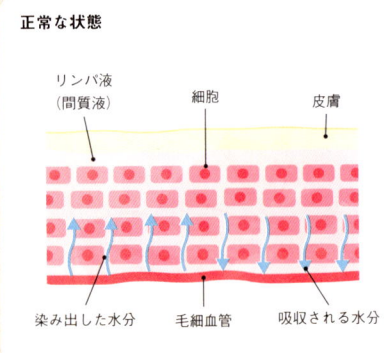

毛細血管の外側にはリンパ液が流れ、水分を循環させています。リンパ液はリンパ管を通って体内を巡っていますが、その通り道のあちこちにはリンパ節というろ過装置があり、ここが詰まるとリンパ液の流れ自体が悪くなります。その結果、水分がリンパ液に排出される量にくらべて吸収する力が弱まり、水分が過剰にたまって皮膚の内側がふくらんでしまいます。これが「むくんでいる」状態です。

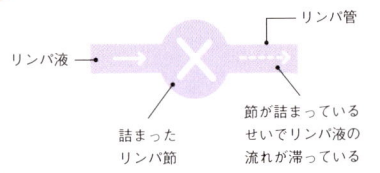

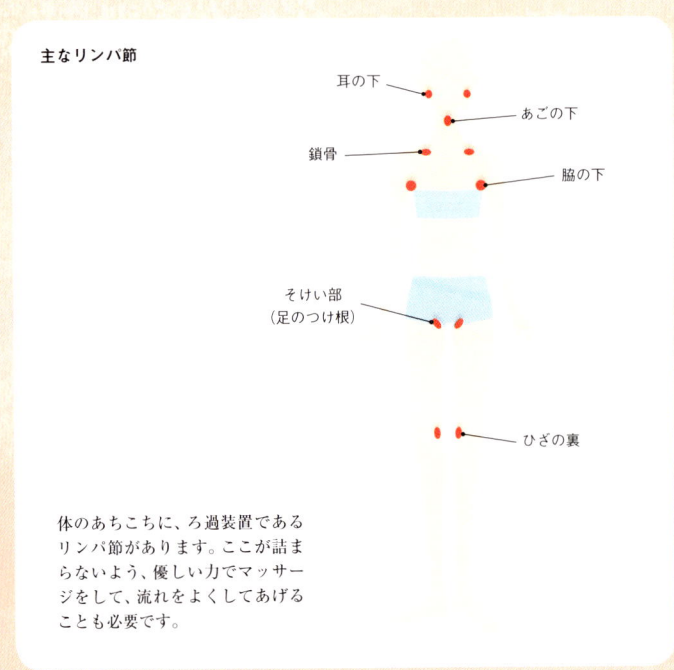

体のあちこちに、ろ過装置であるリンパ節があります。ここが詰まらないよう、優しい力でマッサージをして、流れをよくしてあげることも必要です。

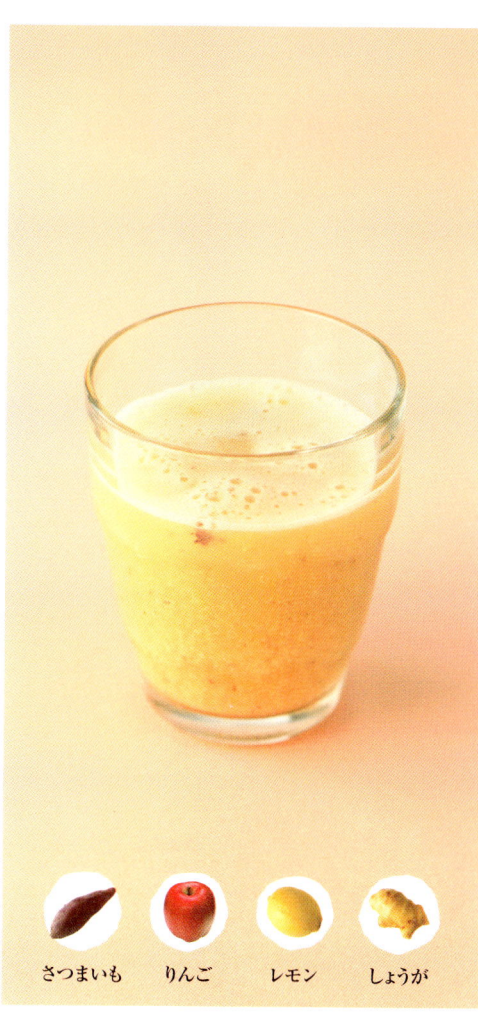
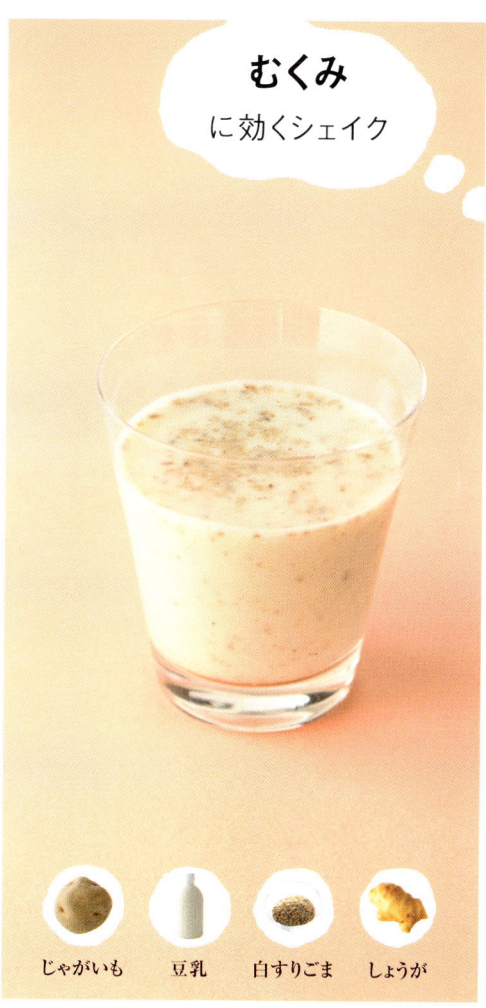

むくみ に効くシェイク

カリウム、食物繊維をたっぷり補給。さつまいもはすりおろして酵素倍増!

材料	ジューサー	ミキサー
さつまいも	50g (1/8本)	25g (1cm)
りんご	200g (1個)	100g (1/2個)
レモン	25g (1/4個)	10g (1/10個)
A はちみつ	小さじ1	小さじ2
A おろししょうが	小さじ1/2	小さじ1/2
水	ー	1/2カップ

さつまいもは皮ごとすりおろす。/ジューサーの場合は、りんご、レモンをジューサーにかけ、すりおろしたさつまいも、Aを加え混ぜる。/ミキサーの場合は、おろししょうが以外の材料を入れて撹拌し、おろししょうがを加え混ぜる。※ミキサーの場合、レモンは薄皮をむいた方が口当たりがよくなる。

じゃがいものカリウムで体の毒素をすっきり排出!

材料	
じゃがいも	50g (1/3個)
豆乳	3/4カップ
A 白すりごま	小さじ1
A はちみつ	大さじ1
A おろししょうが	小さじ1/2

じゃがいもはすりおろし、Aと混ぜ合わせる。

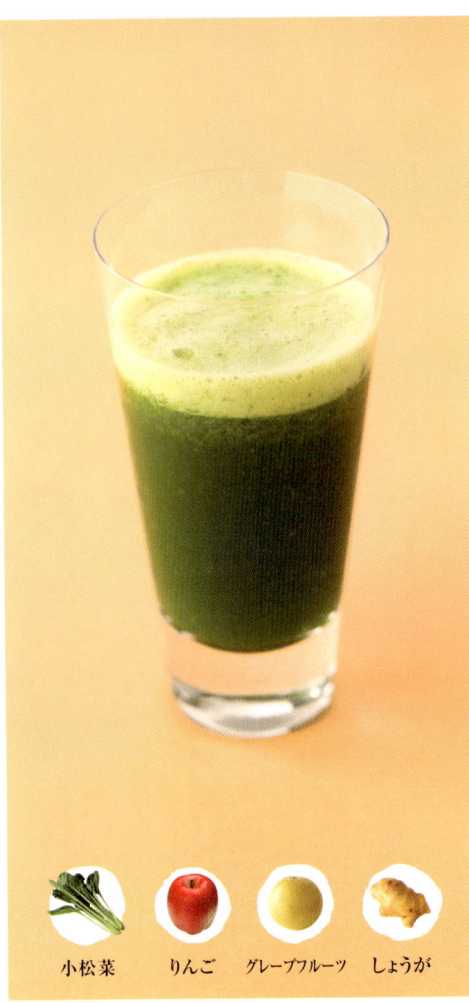

小松菜　りんご　グレープフルーツ　しょうが

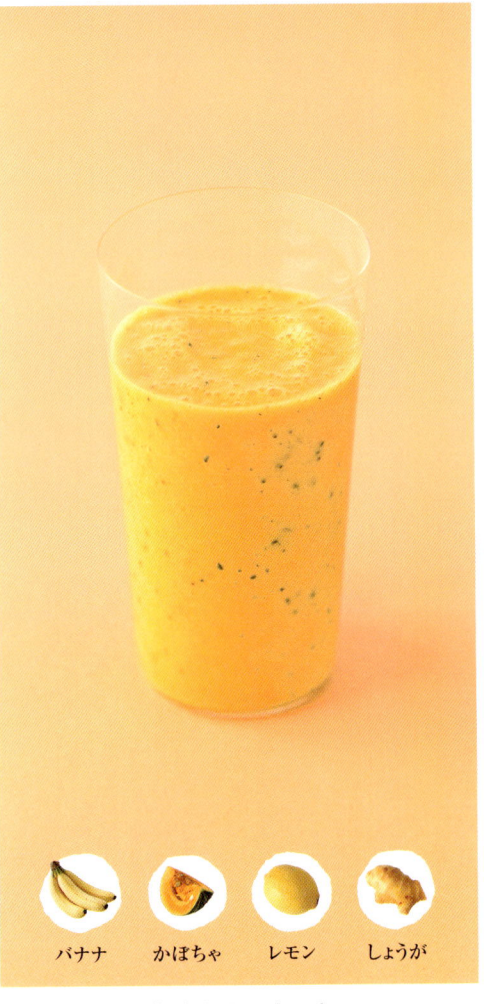

バナナ　かぼちゃ　レモン　しょうが

カリウムの利尿作用と
クエン酸で代謝アップ！

材料	ジューサー	ミキサー
小松菜	100g (1/2束)	50g (1/4束)
りんご	100g (1/2個)	50g (1/4個)
グレープフルーツ	100g (1/3個)	50g (1/6個)
A はちみつ	小さじ1	小さじ2
おろししょうが	小さじ1/2	小さじ1/2
水	−	1/2カップ

ジューサーの場合は、小松菜、りんご、グレープフルーツをジューサーにかけ、Aを加え混ぜる。／ミキサーの場合は、おろししょうが以外の材料を入れて撹拌し、おろししょうがを加え混ぜる。※ミキサーの場合、グレープフルーツは薄皮をむいた方が口当たりがよくなる。

豊富なカリウムと
ビタミンEでデトックス！

材料	ミキサー
バナナ	200g (2本)
A かぼちゃ	50g
レモン	25g (1/4個)
水	1/2カップ
おろししょうが	小さじ1/2

ミキサーでAを撹拌し、おろししょうがを加え混ぜる。
※レモンは薄皮をむいた方が口当たりがよくなる。

食材別シェイクさくいん

野菜、いも類

●青じそ
ラズベリー+青じそ+キャベツ+豆乳+しょうが ……118

●明日葉
オレンジ+明日葉+プレーンヨーグルト+しょうが+クミン ……67

●グリーンアスパラガス
いちご+グリーンアスパラガス+豆乳+しょうが ……62
オレンジ+グリーンアスパラガス+しょうが ……67

●かぶ
かぶ+黒練りごま+豆乳+しょうが ……91
いちご+かぶ+豆乳+しょうが ……109

●かぼちゃ
かぼちゃ+モロヘイヤ+オレンジ+しょうが ……117
バナナ+かぼちゃ+レモン+しょうが ……123

●カリフラワー
りんご+カリフラワー+しょうが ……80

●キャベツ・芽キャベツ
キウイフルーツ+キャベツ+にんじん+しょうが ……42
いちご+キャベツ+プレーンヨーグルト+しょうが ……63
キャベツ+文旦+しょうが+オリーブオイル ……68
キャベツ+新玉ねぎ+レモン+しょうが ……68
キャベツ+セロリ+プレーンヨーグルト+しょうが+カルダモン ……69
キャベツ+キウイフルーツ+豆乳+しょうが ……69
みかん+芽キャベツ+しょうが ……93
オレンジ+キャベツ+パセリ+しょうが ……101
パプリカ+キャベツ+プレーンヨーグルト+しょうが ……108
キャベツ+りんご+しょうが+くるみ ……113
ラズベリー+青じそ+キャベツ+豆乳+しょうが ……118

●玉ねぎ
オレンジ+新玉ねぎ+レモン+しょうが ……66
キャベツ+新玉ねぎ+レモン+しょうが ……68

●チンゲン菜
にんじん+りんご+チンゲン菜+しょうが ……83
ぶどう+チンゲン菜+豆乳+しょうが ……86

●冬瓜
メロン+冬瓜+しょうが ……78

●トマト
トマト+グレープフルーツ+しょうが ……70
トマト+パイナップル+プレーンヨーグルト+しょうが+ガラムマサラ ……71
トマト+きゅうり+レモン+しょうが ……71
もも+トマト+しょうが ……76
トマト+オレンジ+しょうが ……104
グレープフルーツ+トマト+プレーンヨーグルト+しょうが ……109
トマト+キウイフルーツ+パプリカ+しょうが ……116
トマト+ほうれん草+レモン+しょうが ……119

●なす
ブルーベリー+なす+しょうが ……73
もも+なす+豆乳+しょうが ……77

●にんじん
キウイフルーツ+キャベツ+にんじん+しょうが ……42
セロリ+りんご+にんじん+しょうが ……43
にんじん+ザクロ+しょうが ……82
にんじん+梨+豆乳+しょうが ……82
にんじん+ぶどう+レモン+しょうが ……83
にんじん+りんご+チンゲン菜+しょうが ……83
柿+にんじん+しょうが ……85
にんじん+ブロッコリー+オレンジ+しょうが ……104
にんじん+レモン+白すりごま+しょうが ……117

●白菜
ゆず+白菜+しょうが ……89
みかん+白菜+豆乳+しょうが ……92

●パセリ
オレンジ+キャベツ+パセリ+しょうが ……101

●きゅうり
トマト+きゅうり+レモン+しょうが ……71
メロン+きゅうり+しょうが ……79

●ゴーヤ
パプリカ+パイナップル+ゴーヤ+しょうが ……74

●新ごぼう
ブルーベリー+新ごぼう+レモン+しょうが ……72

●小松菜
小松菜+レモン+豆乳+しょうが ……94
小松菜+プレーンヨーグルト+しょうが+ピンクポアブル ……95
小松菜+レタス+キウイフルーツ+しょうが ……105
パパイヤ+レタス+小松菜+レモン+豆乳+しょうが ……108
バナナ+レモン+小松菜+豆乳+しょうが ……113
小松菜+りんご+グレープフルーツ+しょうが ……123

●さつまいも
さつまいも+豆乳+白すりごま+しょうが ……112
さつまいも+りんご+レモン+しょうが ……122

●さやいんげん
メロン+さやいんげん+プレーンヨーグルト+しょうが+コリアンダー ……79

●じゃがいも
じゃがいも+豆乳+白すりごま+しょうが ……122

●ズッキーニ
もも+ズッキーニ+しょうが ……77

●セロリ
セロリ+りんご+にんじん+しょうが ……43
セロリ+キウイフルーツ+しょうが ……64
セロリ+豆乳+しょうが ……65
セロリ+オレンジ+しょうが ……65
キャベツ+セロリ+プレーンヨーグルト+しょうが+カルダモン ……69

●大根
ゆず+大根+しょうが ……88
大根+金柑+しょうが ……90
大根+キウイフルーツ+しょうが ……91
いちご+大根+レモン+しょうが ……100

124

果実類

●グレープフルーツ
- トマト＋グレープフルーツ＋しょうが ……70
- モロヘイヤ＋グレープフルーツ＋アボカド＋しょうが＋ピスタチオ ……105
- グレープフルーツ＋トマト＋プレーンヨーグルト＋しょうが ……109
- 小松菜＋りんご＋グレープフルーツ＋しょうが ……123

●ザクロ
- にんじん＋ザクロ＋しょうが ……82

●すいか
- ピーマン＋すいか＋豆乳＋しょうが ……75

●梨
- にんじん＋梨＋豆乳＋しょうが ……82
- 柿＋梨＋しょうが ……84

●パイナップル
- トマト＋パイナップル＋プレーンヨーグルト＋しょうが＋ガラムマサラ ……71
- パプリカ＋パイナップル＋ゴーヤ＋しょうが ……74

●バナナ
- ほうれん草＋バナナ＋豆乳＋きな粉＋しょうが ……95
- バナナ＋レモン＋小松菜＋豆乳＋しょうが ……113
- バナナ＋かぼちゃ＋レモン＋しょうが ……123

●パパイヤ
- パプリカ＋パパイヤ＋レモン＋しょうが ……74
- パパイヤ＋レタス＋小松菜＋レモン＋豆乳＋しょうが ……108

●ぶどう
- にんじん＋ぶどう＋レモン＋しょうが ……83
- ぶどう＋チンゲン菜＋豆乳＋しょうが ……86
- ぶどう＋豆乳＋山いも＋しょうが ……87
- ぶどう＋ブロッコリー＋しょうが ……87
- ぶどう＋ほうれん草＋しょうが ……101

●ブルーベリー
- ブルーベリー＋新ごぼう＋レモン＋しょうが ……72
- ブルーベリー＋レタス＋豆乳＋しょうが ……73
- ブルーベリー＋なす＋しょうが ……73

●文旦
- キャベツ＋文旦＋しょうが＋オリーブオイル ……68

●アボカド
- モロヘイヤ＋グレープフルーツ＋アボカド＋しょうが＋ピスタチオ ……105
- アボカド＋キウイフルーツ＋しょうが ……112
- ゆず＋水出し緑茶＋アボカド＋しょうが ……118

●いちご
- いちご＋グリーンアスパラガス＋豆乳＋しょうが ……62
- いちご＋水出し緑茶＋しょうが ……63
- いちご＋キャベツ＋プレーンヨーグルト＋しょうが ……63
- いちご＋大根＋レモン＋しょうが ……100
- いちご＋かぶ＋豆乳＋しょうが ……109
- いちご＋パプリカ＋しょうが ……119

●オレンジ
- セロリ＋オレンジ＋しょうが ……65
- オレンジ＋新玉ねぎ＋レモン＋しょうが ……66
- オレンジ＋グリーンアスパラガス＋しょうが ……67
- オレンジ＋明日葉＋プレーンヨーグルト＋しょうが＋クミン ……67
- オレンジ＋キャベツ＋パセリ＋しょうが ……101
- にんじん＋ブロッコリー＋オレンジ＋しょうが ……104
- トマト＋オレンジ＋しょうが ……104
- かぼちゃ＋モロヘイヤ＋オレンジ＋しょうが ……117

●柿
- 柿＋梨＋しょうが ……84
- 柿＋れんこん＋レモン＋しょうが ……85
- 柿＋にんじん＋しょうが ……85

●キウイフルーツ
- キウイフルーツ＋キャベツ＋にんじん＋しょうが ……42
- セロリ＋キウイフルーツ＋しょうが ……64
- キャベツ＋キウイフルーツ＋豆乳＋しょうが ……69
- 大根＋キウイフルーツ＋しょうが ……91
- キウイフルーツ＋ピーマン＋しょうが＋くるみ ……100
- 小松菜＋レタス＋キウイフルーツ＋しょうが ……105
- アボカド＋キウイフルーツ＋しょうが ……112
- トマト＋キウイフルーツ＋パプリカ＋しょうが ……116

●金柑
- 大根＋金柑＋しょうが ……90

●ピーマン、パプリカ
- パプリカ＋パパイヤ＋レモン＋しょうが ……74
- パプリカ＋パイナップル＋ゴーヤ＋しょうが ……74
- ピーマン＋すいか＋豆乳＋しょうが ……75
- ピーマン＋マンゴー＋しょうが ……75
- キウイフルーツ＋ピーマン＋しょうが＋くるみ ……100
- パプリカ＋キャベツ＋プレーンヨーグルト＋しょうが ……108
- トマト＋キウイフルーツ＋パプリカ＋しょうが ……116
- いちご＋パプリカ＋しょうが ……119

●ブロッコリー
- ぶどう＋ブロッコリー＋しょうが ……87
- にんじん＋ブロッコリー＋オレンジ＋しょうが ……104
- ブロッコリー＋豆乳＋しょうが＋アーモンド ……116

●ほうれん草
- ほうれん草＋バナナ＋きな粉＋豆乳＋しょうが ……95
- ぶどう＋ほうれん草＋しょうが ……101
- トマト＋ほうれん草＋レモン＋しょうが ……119

●もやし
- りんご＋もやし＋レモン＋しょうが ……81
- みかん＋もやし＋しょうが ……93

●モロヘイヤ
- モロヘイヤ＋グレープフルーツ＋アボカド＋しょうが＋ピスタチオ ……105
- かぼちゃ＋モロヘイヤ＋オレンジ＋しょうが ……117

●山いも
- ぶどう＋豆乳＋山いも＋しょうが ……87

●レタス
- ブルーベリー＋レタス＋豆乳＋しょうが ……73
- 小松菜＋レタス＋キウイフルーツ＋しょうが ……105
- パパイヤ＋レタス＋小松菜＋レモン＋豆乳＋しょうが ……108

●れんこん
- りんご＋れんこん＋豆乳＋しょうが ……81
- 柿＋れんこん＋レモン＋しょうが ……85

キャベツ＋キウイフルーツ＋豆乳＋しょうが……69
ブルーベリー＋レタス＋豆乳＋しょうが……73
ピーマン＋すいか＋豆乳＋しょうが……75
もも＋なす＋豆乳＋しょうが……77
りんご＋れんこん＋豆乳＋しょうが……81
にんじん＋ザクロ＋しょうが……82
にんじん＋梨＋豆乳＋しょうが……82
ぶどう＋チンゲン菜＋豆乳＋しょうが……86
ぶどう＋豆乳＋山いも＋しょうが……87
ゆず＋豆乳＋しょうが……89
かぶ＋黒練りごま＋豆乳＋しょうが……91
みかん＋白菜＋豆乳＋しょうが……92
小松菜＋レモン＋豆乳＋しょうが……94
ほうれん草＋バナナ＋豆乳＋きな粉＋しょうが……95
パパイヤ＋レタス＋小松菜＋レモン＋豆乳＋しょうが……108
いちご＋かぶ＋豆乳＋しょうが……109
さつまいも＋豆乳＋白すりごま＋しょうが……112
バナナ＋レモン＋小松菜＋豆乳＋しょうが……113
ブロッコリー＋豆乳＋しょうが＋アーモンド……116
ラズベリー＋青じそ＋キャベツ＋豆乳＋しょうが……118
じゃがいも＋豆乳＋白すりごま＋しょうが……122

乳製品

● プレーンヨーグルト

いちご＋キャベツ＋プレーンヨーグルト＋しょうが……63
オレンジ＋明日葉＋プレーンヨーグルト＋しょうが＋クミン……67
キャベツ＋セロリ＋プレーンヨーグルト＋しょうが＋カルダモン……68
トマト＋パイナップル＋プレーンヨーグルト＋しょうが＋ガラムマサラ……71
もも＋プレーンヨーグルト＋しょうが＋カルダモン……76
メロン＋さやいんげん＋プレーンヨーグルト＋しょうが＋コリアンダー……79
小松菜＋プレーンヨーグルト＋しょうが＋ピンクポアブル……95
パプリカ＋キャベツ＋プレーンヨーグルト＋しょうが……108
グレープフルーツ＋トマト＋プレーンヨーグルト＋しょうが……109

りんご＋もやし＋レモン＋しょうが……81
にんじん＋ぶどう＋レモン＋しょうが……83
柿＋れんこん＋レモン＋しょうが……85
小松菜＋レモン＋豆乳＋しょうが……94
いちご＋大根＋レモン＋しょうが……100
パパイヤ＋レタス＋小松菜＋レモン＋豆乳＋しょうが……108
バナナ＋レモン＋小松菜＋豆乳＋しょうが……113
にんじん＋レモン＋白すりごま＋しょうが……117
トマト＋ほうれん草＋レモン＋しょうが……119
さつまいも＋りんご＋レモン＋しょうが……122
バナナ＋かぼちゃ＋レモン＋しょうが……123

種実類

● アーモンド

ブロッコリー＋豆乳＋しょうが＋アーモンド……116

● くるみ

キウイフルーツ＋ピーマン＋しょうが＋くるみ……100
キャベツ＋りんご＋しょうが＋くるみ……113

● ごま・練りごま

かぶ＋黒練りごま＋豆乳＋しょうが……91
さつまいも＋豆乳＋白すりごま＋しょうが……112
にんじん＋レモン＋白すりごま＋しょうが……117
じゃがいも＋豆乳＋白すりごま＋しょうが……122

● ピスタチオ

モロヘイヤ＋グレープフルーツ＋アボカド＋しょうが＋ピスタチオ……105

大豆加工品

● きな粉

ほうれん草＋バナナ＋豆乳＋きな粉＋しょうが……95

● 豆乳

いちご＋グリーンアスパラガス＋豆乳＋しょうが……62
セロリ＋豆乳＋しょうが……65

● マンゴー

ピーマン＋マンゴー＋しょうが……75

● みかん

みかん＋白菜＋豆乳＋しょうが……92
みかん＋もやし＋しょうが……93
みかん＋芽キャベツ＋しょうが……93

● メロン

メロン＋冬瓜＋しょうが……78
メロン＋きゅうり＋しょうが……79
メロン＋さやいんげん＋プレーンヨーグルト＋しょうが＋コリアンダー……79

● もも

もも＋トマト＋しょうが……76
もも＋プレーンヨーグルト＋しょうが＋カルダモン……76
もも＋なす＋豆乳＋しょうが……77
もも＋ズッキーニ＋しょうが……77

● ゆず

ゆず＋大根＋しょうが……88
ゆず＋豆乳＋しょうが……89
ゆず＋白菜＋しょうが……89
ゆず＋水出し緑茶＋アボカド＋しょうが……118

● ラズベリー

ラズベリー＋青じそ＋キャベツ＋豆乳＋しょうが……118

● りんご

セロリ＋りんご＋にんじん＋しょうが……43
りんご＋カリフラワー＋しょうが……80
りんご＋れんこん＋豆乳＋しょうが……81
りんご＋もやし＋レモン＋しょうが……81
にんじん＋りんご＋チンゲン菜＋しょうが……83
キャベツ＋りんご＋しょうが＋くるみ……113
さつまいも＋りんご＋レモン＋しょうが……122
小松菜＋りんご＋グレープフルーツ＋しょうが……123

● レモン

オレンジ＋新玉ねぎ＋レモン＋しょうが……66
キャベツ＋新玉ねぎ＋レモン＋しょうが……68
トマト＋きゅうり＋レモン＋しょうが……71
ブルーベリー＋新ごぼう＋レモン＋しょうが……72
パプリカ＋パパイヤ＋レモン＋しょうが……74

126

しょうが ……………………… 95
キウイフルーツ＋ピーマン＋しょうが＋
くるみ ………………………… 100
いちご＋大根＋レモン＋しょうが
 ………………………… 100
オレンジ＋キャベツ＋パセリ＋しょうが
（ミキサーのみ） ……………… 101
にんじん＋ブロッコリー＋オレンジ＋
しょうが ……………………… 104
トマト＋オレンジ＋しょうが（ミキサーのみ）
 ………………………… 104
小松菜＋レタス＋キウイフルーツ＋
しょうが ……………………… 105
モロヘイヤ＋グレープフルーツ＋アボ
カド＋しょうが＋ピスタチオ …… 105
パプリカ＋キャベツ＋プレーンヨーグ
ルト＋しょうが ……………… 108
パパイヤ＋レタス＋小松菜＋レモン＋
豆乳＋しょうが ……………… 108
グレープフルーツ＋トマト＋プレーン
ヨーグルト＋しょうが ………… 109
いちご＋かぶ＋豆乳＋しょうが …… 109
さつまいも＋豆乳＋しょうが＋白すりごま
 ………………………… 112
アボカド＋キウイフルーツ＋しょうが
 ………………………… 112
キャベツ＋りんご＋しょうが＋くるみ
（ミキサーのみ） ……………… 113
トマト＋キウイフルーツ＋パプリカ＋
しょうが ……………………… 116
ブロッコリー＋豆乳＋しょうが＋アーモ
ンド …………………………… 116
かぼちゃ＋モロヘイヤ＋オレンジ＋しょ
うが …………………………… 117
にんじん＋レモン＋白すりごま＋しょうが
 ………………………… 117
ゆず＋水出し緑茶＋アボカド＋しょうが
 ………………………… 118
ラズベリー＋青じそ＋キャベツ＋豆乳
＋しょうが …………………… 118
トマト＋ほうれん草＋レモン＋しょうが
 ………………………… 119
いちご＋パプリカ＋しょうが（ミキサーのみ）
 ………………………… 119
じゃがいも＋豆乳＋白すりごま＋しょうが
 ………………………… 122
さつまいも＋りんご＋レモン＋しょうが
 ………………………… 122
バナナ＋かぼちゃ＋レモン＋しょうが
 ………………………… 123
小松菜＋りんご＋グレープフルーツ＋
しょうが ……………………… 123

●ピンクポアプル

小松菜＋プレーンヨーグルト＋しょう
が＋ピンクポアプル …………… 95

トマト＋きゅうり＋レモン＋しょうが
 ………………………… 71
ブルーベリー＋新ごぼう＋レモン＋しょ
うが …………………………… 72
ブルーベリー＋レタス＋豆乳＋しょうが
 ………………………… 73
ブルーベリー＋なす＋しょうが …… 73
パプリカ＋パパイヤ＋レモン＋しょうが
 ………………………… 74
パプリカ＋パイナップル＋ゴーヤ＋
しょうが ……………………… 74
ピーマン＋すいか＋豆乳＋しょうが
 ………………………… 75
ピーマン＋マンゴー＋しょうが（ミキサー
のみ） ………………………… 75
もも＋トマト＋しょうが …………… 76
もも＋なす＋豆乳＋しょうが ……… 77
もも＋ズッキーニ＋しょうが ……… 77
メロン＋冬瓜＋しょうが（ミキサーのみ）
 ………………………… 78
メロン＋きゅうり＋しょうが（ミキサーのみ）
 ………………………… 79
メロン＋さやいんげん＋プレーンヨー
グルト＋しょうが＋コリアンダー … 79
りんご＋カリフラワー＋しょうが（ミキ
サーのみ） …………………… 80
りんご＋れんこん＋豆乳＋しょうが（ミ
キサーのみ） ………………… 81
りんご＋もやし＋レモン＋しょうが（ミ
キサーのみ） ………………… 81
にんじん＋ザクロ＋豆乳＋しょうが（ミ
キサーのみ） ………………… 82
にんじん＋梨＋豆乳＋しょうが …… 82
にんじん＋ぶどう＋レモン＋しょうが
（ミキサーのみ） ……………… 83
にんじん＋りんご＋チンゲン菜＋しょう
が（ミキサーのみ） …………… 83
柿＋れんこん＋レモン＋しょうが（ミキ
サーのみ） …………………… 85
柿＋にんじん＋しょうが（ミキサーのみ） … 85
ぶどう＋チンゲン菜＋豆乳＋しょうが
 ………………………… 86
ぶどう＋豆乳＋山いも＋しょうが …… 87
ぶどう＋ブロッコリー＋しょうが（ミキ
サーのみ） …………………… 87
ゆず＋大根＋しょうが ……………… 88
ゆず＋豆乳＋しょうが ……………… 89
ゆず＋白菜＋しょうが ……………… 89
大根＋金柑＋しょうが ……………… 90
大根＋キウイフルーツ＋しょうが …… 91
かぶ＋黒練りごま＋豆乳＋しょうが
 ………………………… 91
みかん＋白菜＋豆乳＋しょうが …… 92
みかん＋もやし＋しょうが（ミキサーのみ） … 93
みかん＋芽キャベツ＋しょうが（ミキサー
のみ） ………………………… 93
小松菜＋レモン＋豆乳＋しょうが …… 94
小松菜＋プレーンヨーグルト＋しょう
が＋ピンクポアプル …………… 95
ほうれん草＋バナナ＋豆乳＋きな粉＋

お茶

●緑茶

いちご＋水出し緑茶＋しょうが …… 63
ゆず＋水出し緑茶＋アボカド＋しょうが
 ………………………… 118

調味料、香辛料など

●オリーブオイル

キャベツ＋文旦＋しょうが＋オリーブオ
イル …………………………… 68

●ガラムマサラ

トマト＋パイナップル＋プレーンヨーグ
ルト＋しょうが＋ガラムマサラ …… 71

●カルダモン

キャベツ＋セロリ＋プレーンヨーグルト
＋しょうが＋カルダモン ………… 69
もも＋プレーンヨーグルト＋しょうが＋
カルダモン …………………… 76

●クミン

オレンジ＋明日葉＋プレーンヨーグル
ト＋しょうが＋クミン ………… 67

●コリアンダー

メロン＋さやいんげん＋プレーンヨー
グルト＋しょうが＋コリアンダー … 79

●はちみつ

いちご＋グリーンアスパラガス＋豆乳
＋しょうが …………………… 62
いちご＋キャベツ＋プレーンヨーグル
ト＋しょうが ………………… 63
セロリ＋キウイフルーツ＋しょうが
 ………………………… 64
セロリ＋豆乳＋しょうが …………… 65
セロリ＋オレンジ＋しょうが ……… 65
オレンジ＋新玉ねぎ＋レモン＋しょうが
 ………………………… 66
オレンジ＋グリーンアスパラガス＋しょ
うが …………………………… 67
オレンジ＋明日葉＋プレーンヨーグル
ト＋しょうが＋クミン ………… 67
キャベツ＋文旦＋しょうが＋オリーブオ
イル …………………………… 68
キャベツ＋新玉ねぎ＋レモン＋しょうが
 ………………………… 68
キャベツ＋セロリ＋プレーンヨーグルト
＋しょうが＋カルダモン ………… 69
キャベツ＋キウイフルーツ＋豆乳＋しょ
うが …………………………… 69
トマト＋グレープフルーツ＋しょうが
 ………………………… 70
トマト＋パイナップル＋プレーンヨーグ
ルト＋しょうが＋ガラムマサラ …… 71

著者
鶴見 隆史 つるみ たかふみ

1948年石川県生まれ。鶴見クリニック院長。金沢医科大学卒業後、浜松医科大学で研修勤務。
西洋医学にあきたらず、東洋医学(中医学)、鍼灸、筋診断法、食養生などを追究。西洋医学と東洋医学を統合した患者優位の「病気治し医療」に取り組む。
1990年代後半からアメリカ・ヒューストンで活躍中の酵素栄養学博士(Dr.ママドゥー、Dr.フューラー)らと密に交流、酵素栄養学を修得し、日本に広める。「病気の原因は酵素の浪費と酵素不足の食生活にある」との考えから、鶴見式半断食、酵素食の指導を行い、酵素栄養学を用いて多くの難治性疾患の治療にあたる。
著書に『「酵素」が免疫力を上げる!』(永岡書店)、『超・酵素フード&ジュースレシピ』(成美堂出版)など多数。

著者
申 昌植 シン チャンシク

1950年生まれ。アロマベル(Aroma Belle)皮膚科院長。国立ソウル大学校医学部大学卒業後、皮膚科専門医修得。1983年翰林大学校東山聖心病院皮膚科課長、1985年日本名古屋大学分院皮膚科で美容皮膚学研修、1988年翰林大学校江東聖心病院皮膚科副課長を経て、現在に至る。韓国で初めて最先端のレーザー治療を導入し、血管腫、シミなどの治療を行う。2009年に鶴見先生の酵素栄養学に出会い、日本にて酵素栄養学を学ぶ。現在は、韓国酵素栄養学会を創立して韓国での酵素栄養学の治療を視野に入れ活動中。

料理・スタイリング
牛尾 理恵 うしおりえ

料理研究家。フードコーディネーター。栄養士。料理研究家に師事した後、料理専門の制作会社を経て独立。ふだんの食生活で実践できる、作りやすくて、味わい深いレシピに定評がある。
著書に『圧力鍋でつくるおかずの感動レシピ』『基本とコツがきちんとわかるおせち料理とほめられレシピ』『やせる3段ランチボックス付 500kcalらくらくダイエット弁当』『まいにち うまい!The鍋レシピ』(いずれも、成美堂出版)『野菜がおいしいタジン鍋』(池田書店)など多数。

しょうがおろしカッティングボード付 酵素たっぷり美肌シェイクjuice

2013年4月1日発行

共　著	鶴見隆史　申 昌植
料　理	牛尾理恵
発行者	風早健史
発行所	成美堂出版
	〒162-8445 東京都新宿区新小川町1-7
	電話(03)5206-8151　FAX(03)5206-8159
印　刷	大日本印刷株式会社

©Tsurumi Takafumi & Shin Changsik 2013　PRINTED IN JAPAN
ISBN978-4-415-31480-8
落丁・乱丁などの不良本はお取り替えします
価格はカバーに表示してあります

・本書および本書の付属物を無断で複写、複製(コピー)、引用することは著作権法上での例外を除き禁じられています。また代行業者等の第三者に依頼してスキャンやデジタル化することは、たとえ個人や家庭内の利用であっても一切認められておりません。

スタッフ

撮影
松島 均

デザイン
楯 まさみ

編集・構成・文
丸山 みき(SORA企画)

編集協力
富永 明子

編集アシスタント
根津 礼美(SORA企画)

イラスト
宇野 将司

企画・編集
成美堂出版編集部(森 香織)